CT 快速入门丛书

中国科学院科学出版基金资助出版

儿科 CT 诊断

主　审　彭　芸　钟玉敏　周作福

主　编　孙记航　贾永军　郭　辰

副主编　宋修峰　于　彤　施跃全　潘　宁

U0297770

科 学 出 版 社

北　京

内 容 简 介

本书共 6 章,围绕儿童 CT 扫描方案及检查流程,儿童不同部位(头颈部、胸部、心血管、腹部、脊柱及四肢)常见疾病的 CT 诊断进行介绍。每种疾病从典型病例、临床概述、CT 表现、鉴别诊断、重点提醒和知识扩展等方面进行分析,语言浅显易懂、病例图片丰富,可帮助影像工作者及儿科医师快速了解儿科常见疾病 CT 诊断思路及影像特征。

图书在版编目(CIP)数据

儿科CT诊断 / 孙记航,贾永军,郭辰主编. —北京:科学出版社,2020.4

(CT快速入门丛书)

ISBN 978-7-03-064816-7

Ⅰ.①儿… Ⅱ.①孙… ②贾… ③郭… Ⅲ.①小儿疾病-计算机X线扫描体层摄影-诊断学 Ⅳ.①R816.92

中国版本图书馆CIP数据核字(2020)第059286号

责任编辑:马晓伟 / 责任校对:张小霞
责任印制:赵 博 / 封面设计:吴朝洪

科 学 出 版 社 出版
北京东黄城根北街 16 号
邮政编码:100717
http://www.sciencep.com

北京凌奇印刷有限责任公司 印刷
科学出版社发行 各地新华书店经销

*

2020 年 4 月第 一 版 开本:787×1092 1/32
2020 年 4 月第一次印刷 印张:5 3/4
字数:143 000

POD定价:42.00元
(如有印装质量问题,我社负责调换)

《CT快速入门丛书》编委会

10 安徽医科大学第一附属医院
11 聊城市人民医院
12 大连医科大学附属第一医院
13 上海交通大学医学院附属瑞金医院
14 首都医科大学宣武医院
15 复旦大学附属华东医院
16 中国医学科学院肿瘤医院
17 宁夏回族自治区人民医院
18 青岛市妇女儿童医院
19 北京大学第三医院
20 天津医科大学总医院
21 辽宁省肿瘤医院
22 北京医院
23 福建省妇幼保健院
24 首都医科大学附属北京友谊医院
25 上海交通大学医学院附属上海儿童医学中心
26 福建医科大学附属协和医院
27 陕西中医药大学附属医院
28 青岛大学附属医院
29 北京大学肿瘤医院
* GE 医疗中国 CT 影像研究中心
☆ GE 医疗中国 CT 应用培训部
★ 北京推想科技有限公司

《儿科CT诊断》编写人员

主　审

彭　芸　首都医科大学附属北京儿童医院，国家儿童医学中心

钟玉敏　上海交通大学医学院附属上海儿童医学中心，国家儿童医学中心

周作福　福建省妇幼保健院

主　编

孙记航　首都医科大学附属北京儿童医院，国家儿童医学中心

贾永军　陕西中医药大学附属医院

郭　辰　上海交通大学医学院附属上海儿童医学中心，国家儿童医学中心

副主编

宋修峰　青岛市妇女儿童医院

于　彤　首都医科大学附属北京儿童医院，国家儿童医学中心

施跃全　福建省妇幼保健院

潘　宁　北京推想科技有限公司

编　者（按姓氏笔画排序）

马光明　陕西中医药大学附属医院

王　岩　首都医科大学附属北京儿童医院，国家儿童医学中心

王　蓓　首都医科大学附属北京儿童医院，国家儿童医学中心

刘志敏　首都医科大学附属北京儿童医院，国家儿童医学中心

李　杨　青岛市妇女儿童医院

李　洋　青岛市妇女儿童医院

沈　云　GE 医疗中国 CT 影像研究中心（CTRC）

张　宏　首都医科大学附属北京儿童医院，国家儿童医学中心

张祺丰　首都医科大学附属北京儿童医院，国家儿童医学中心

林开武　福建省妇幼保健院

徐　琳　上海交通大学医学院附属上海儿童医学中心，国家儿童医学中心

高　军　首都医科大学附属北京儿童医院，国家儿童医学中心

曹永丽　首都医科大学附属北京儿童医院，国家儿童医学中心

康惠颖　首都医科大学附属北京儿童医院，国家儿童医学中心

韩忠龙　首都医科大学附属北京儿童医院，国家儿童医学中心

霍爱华　首都医科大学附属北京儿童医院，国家儿童医学中心

《CT快速入门丛书》序

作为一位世纪老人，一名有幸能与北美放射学会（RSNA，始建于1915年）同龄的放射学工作者，我非常荣幸地见证了医学影像学百年以来的发展历程与脚步。

近一个世纪，放射学界经历了无数激动人心的时刻，产生了很多具有跨时代意义的发明创造，已经成为临床医学中发展最快的学科。这些发明正在以前所未有的速度改变着医学影像者的工作方式，同时极大地影响了整个医疗行业的发展。然而在诸多具有历史意义的技术革新中，CT（computed tomography）的问世毫无疑问是一个里程碑。

自亨斯菲尔德先生于1972年发明世界上第一台CT机起，计算机体层显像技术就成为医学影像界的焦点。在海内外同仁的共同努力下，经过几十年的发展，CT从当年的旋转平移式发展成今天的多排螺旋式。第一代CT机起初只能对头部进行成像，接下来又经历了体部及全身成像、快速成像、心血管成像及能量成像等发展阶段，使影像诊断工作从早期基于解剖形态的单一模式发展成如今基于形态、功能的多参数诊断模式。CT技术早已被广大医疗同行认可，并日趋成为现代医学诊断技术中不可或缺的中坚力量。

1979年，在我担任北京医院放射科主任期间，北京医院引进了国内第一台全身CT机，由此我有幸成为国内同行中第一个"吃螃蟹"的人。为了能与广大同仁分享自己的经验，我们于1985年编写了国内最早的CT专著之一——《临床体部CT诊断学》，之后又在该书的基础上进行扩充形成了《临床 CT 诊断学》。正如我之前所说，医学影像学的发展速度是惊人的，CT 技术的更新换代也是日新月异的，这两本书已经不能满足目前 CT 工作的需要。并且，对本专业刚入门的年轻人来说，浩如烟海的知识和信息会使他们觉得眼花缭乱、无从下手。令人欣慰的是，《CT 快速入门丛书》作为一套初级宝典，为引领新人入门提供了一条捷径。该丛书按人体部位（颅脑和头颈部、胸部、消化系统、泌尿生殖系统、骨关节肌肉系统、心血管系统）及解剖、技术与常见肿瘤进行分册，并新增儿科、急诊分册，以最新且全面的 CT 知识为框架，以生动的病例为基础，深入浅出地为初学者讲述临床中最常见、最重要疾病的一般表现，使年轻医生能够全面、系统、有的放矢地进行学习。该丛书汇集了大量的影像图、简约线条图及示意图，以方便读者理解和记忆。

最后，衷心感谢为编写该丛书而辛勤付出的青年学者，是他们用临床工作中摸索出的经验和体会为后来人点燃了一盏引航明灯。在此，由衷希望《CT 快速入门丛书》的出版能和祖国放射医学界年轻人的培养教育工作相辅相成、相得益彰。

北京医院放射科　教授

李果珍

2017 年 3 月 9 日

前　　言

　　CT 是影像诊断学重要的组成部分，随着近年来 CT 成像技术的不断发展，其在临床的应用更加广泛，CT 检查病例数量逐年攀升，已经成为很多疾病的首选检查方法。鉴于 CT 检查技术扫描速度快、操作简便、检查时间短、无创等优势，已成为儿科疾病不可或缺的检查方法之一。但是，由于儿科的受重视程度不够，发展相对较慢，目前我国儿科影像医师比例较小，很多医院儿科影像学发展缓慢，儿科 CT 诊断水平参差不齐，因此临床工作中急需儿科 CT 检查、儿科常见疾病 CT 诊断方面的著作，以便普及儿科 CT 诊断思路，指导临床工作。本书立足于临床及我国当前儿科影像发展形势，以浅显易懂的语言、丰富的病例介绍儿科常见疾病的诊断思路及 CT 影像特征，帮助广大影像工作者及儿科临床医师解决是否需要进行 CT 检查、如何检查及如何诊断的问题。

　　本书聚焦于儿科 CT 诊断，并以常见病、基础知识为主，旨在帮助读者建立学习框架，打好学习基础，对 CT 原理有初步的认识，学习儿科常见病的影像特点及诊疗思路，从而利于进一步深入学习。本书编者均为临床一线青年医师，他们将自己在儿科 CT 诊断中的思路与经验带入本书，并由高年资医师审核、修改，从而确保本书的实用性和指导价值。在此，向所有为本书辛勤付出的青年学者表示衷心感谢，特别感谢付汪星、郜英子、唐晓璐、吴荣昌、杨双风、杨利新医师在材料整理及病例收集方面给予的帮助。希望本书能为祖国儿科医学及放射医学的发展贡献一份力量。

首都医科大学附属北京儿童医院

孙记航

2020 年 3 月

目　录

第一章

儿童 CT 扫描方案及检查流程

一、儿童头颅 CT 检查技术

1. 儿童头颅 CT 检查的适应证 包括急性头部创伤，以探查有无骨折和急性出血；开颅术后的评估；颅骨畸形，如颅缝早闭、斜头畸形；破坏颅骨的肿瘤，如朗格汉斯细胞组织细胞增生症、神经母细胞瘤等。CT 可以快速、安全地完成检查，因此可作为颅脑创伤、急性抽搐、昏迷患儿的首选检查，以排除颅内出血、脑挫伤、急性脑积水、脑疝和疑似脑肿瘤等。

2. 患儿体位 检查前去除头颈部饰品及其他固定物，头发自然分散，患儿取仰卧位，头先进，尽量使用头架固定头部；患儿外耳道应与机架中心在同一水平；为降低晶状体的辐射剂量，应通过内收下颌或调整机架角度，使扫描角度与眉弓和枕骨大孔后缘连线平行；视患儿年龄及配合程度，采取恰当的制动或镇静方法降低运动伪影。

3. 扫描技术 以轴位扫描（轴扫）为主。不同的厂家及 CT 机型，所使用的探测器宽度、重建算法有所不同，应根据厂家及机型调整扫描参数。鉴于笔者所在单位主要以 GE 公司设备为主，仅例举该厂商设备参数以供参考（其他章节均以 GE 公司设备为例讨论，不再赘述）。

（1）定位像：侧位，80kVp，10mA，从颅底到颅顶。

（2）轴扫参数：准直器宽度，64×0.625mm；探测器宽度，

40mm；管电压 120kVp；管电流，0 ~ 1 岁取 110mA，1 ~ 2 岁取 130mA，2 ~ 6 岁取 170mA，6 ~ 16 岁取 220mA，大于 16 岁取 280mA；转速 1.0s/r，如患儿躁动，可以提高转速，同时等比例提高管电流以保证快速、高质量完成检查，满足诊断要求。

（3）扫描范围：从颅底到颅顶。

（4）图像重建：通常重建层厚、层间距均为 5mm，标准算法；如需观察骨折情况，可采用重建层厚、层间距均为 0.625mm 的图像，并采用高分辨算法以显示细小骨折线。

（5）扫描新技术：鉴于颅骨对射线的吸收，不建议采用低电压扫描。已有报道采用宽体探测器，可以利用单次轴扫完成儿童头颅 CT 扫描，同时提升图像质量。利用迭代重建算法，可以适当降低放射剂量，有报道表明，对于儿童颅缝早闭畸形，使用亚毫希伏水平的放射剂量足以生成可供诊断的图像。

二、儿童颈部 CT 检查技术

1. 儿童颈部 CT 检查的适应证　包括颈部外伤，怀疑上气道梗阻所致呼吸困难，肿瘤复查。由于颈部甲状腺对放射线及碘造影剂均很敏感，因此对于颈部病变，尽量首选超声及磁共振（MR）检查。

2. 患儿体位　仰卧位，双手平放于身体两侧，双肩自然放松，尽量使肩胛骨下移，减少颈部的组织重叠，自然呼吸对颈部影响不明显，如为气道梗阻患儿，大幅度的呼吸会产生运动伪影，需要采用高转速，以减轻患儿的呼吸伪影对图像造成的影响。

3. 扫描技术

（1）定位像：侧位，80kVp，10mA，从外耳道到胸骨柄。

（2）扫描参数：以螺旋扫描为主，对于年龄小的患儿，如扫描设备探测器宽度可以覆盖整个颈部，可以使用轴扫；管电压 120kVp；管电流以自动管电流调节技术为主，噪声指数（NI）=10；对于呼吸运动幅度大的患儿，螺距及转速建议使用最大值，以减少呼吸运动伪影。

（3）扫描范围：外耳道到胸骨柄。

（4）图像重建：通常重建层厚、层间距均为 5mm，标准算法；对于气道梗阻患儿，宜重建层厚、层间距均为 0.625mm 的图像进行观察。

（5）扫描新技术：低电压扫描可以提高增强图像的质量，但是需要分辨颈椎所产生的硬化伪影。迭代重建算法可以降低放射剂量，特别有利于减少甲状腺的放射损伤，推荐使用。

三、儿童胸部 CT 检查技术

1. **儿童胸部 CT 检查的适应证**　包括胸部、心脏、脉管系统、肺部的发育异常评估；胸部肿块、囊肿或疑似恶性肿瘤；胸部炎症、感染或栓塞；气管、支气管疾病；肺间质病；胸部外伤；术后评估等。

2. **患儿体位**　仰卧位，双手伸过头顶；对于不配合的患儿，尽可能采用制动或镇静措施；对于术后患儿、病情所致疼痛患儿、畸形患儿，可以采用侧卧位或仰卧位进行检查。应嘱咐患儿在吸气末屏气进行扫描；对于怀疑小气道疾病的患儿，应增加扫描呼气相 CT；对于年龄小的、需镇静的患儿，或者急性喘息的患儿，因无法控制屏气，可以在自然呼吸下进行扫描，同时采用高转速，以减轻患儿的呼吸运动伪影对图像造成的影响。

3. 扫描技术

（1）定位像：前后位，80kVp，10mA，从肩上缘到肋膈角下肝脏中部。

（2）扫描参数：以螺旋扫描为主，如拥有宽体探测器设备，对于年龄小的患儿，如扫描设备探测器宽度可以覆盖整个颈部，可以使用轴扫；管电压，根据患儿体型使用 80～120kVp；管电流，以自动管电流调节技术为主，NI=13；螺距及转速建议使用最大值，以减少呼吸运动伪影。

（3）扫描范围：颈部下段至肺底。

（4）图像重建：通常重建层厚、层间距均为 5mm，标准算法，同时生成肺窗及纵隔窗图像；对于小气道及肺间质疾病，建议增加高分辨图像，直接使用螺旋扫描生成层厚 1.25mm、层间距 5mm 的高分辨算法图像即可。若需观察气管或骨骼系统情况，可以重建层厚、层间距均为 0.625mm 的图像。

（5）扫描新技术：低电压扫描对于肺窗图像改善不明显，但是可以提高增强图像的质量，需要注意患儿体型，以避免硬化伪影带来的负面影响。利用迭代重建算法，可以适当降低放射剂量，快速扫描技术对于胸部扫描意义重大。

四、儿童腹盆部 CT 检查技术

1. 儿童腹盆部 CT 检查的适应证　包括腹部、盆腔疼痛，疑似阑尾炎或尿路结石；腹部感染、炎症，肠道疾病或肠梗阻；腹部、盆腔外伤；先天腹盆组织结构发育异常；腹部、盆腔肿块或积液；肠系膜、腹膜囊肿；肿瘤治疗监测和评估；术后评估。需要注意的是，随着超声及 MR 技术的发展，阑尾炎、腹部感染、腹部疼痛及肝胆疾病应首选超声或 MR，然后根据病情及结果选择性使用 CT 进行补充，以减少患儿的放射线损伤。

2. 患儿体位　患儿取仰卧位，双手伸过头顶；对不配合的患儿，尽可能采用制动或镇静措施；对于术后、病情所致疼痛及畸形患儿，可以采用侧卧位或仰卧位进行检查。应嘱附患儿在吸气末屏气进行扫描，但对于小年龄、需镇静的患儿，可以在自然呼吸下进行扫描，同时采用高转速，以减轻患儿的呼吸伪影对图像造成的影响。

3. 扫描技术

（1）定位像：前后位，80kVp，10mA，从膈面上缘到盆腔上缘或耻骨联合。

（2）扫描参数：以螺旋扫描为主，如采用宽体探测器设备，对于小年龄患儿，如扫描设备探测器宽度可以覆盖整个颈部，可以使用轴扫。管电压，根据患儿体型使用 80 ～ 120kVp；据最新报道，建议 28kg 以下患儿使用 80kVp，28kg 以上患儿选择 100kVp。管电流，以自动管电流调节技术为主，NI=10；螺距及转速建议使用最大值，以减少呼吸运动伪影。

（3）扫描范围：从膈面上缘到盆腔上缘或耻骨联合。

（4）图像重建：通常重建层厚、层间距均为 5mm，标准算法，同时生成软组织窗图像；如需观察血管或骨骼系统情况，可以重建层厚、层间距均为 0.625mm 的图像。

（5）扫描新技术：低电压扫描可以提高增强图像的质量，但是需要注意患儿体型，以避免硬化伪影带来的负面影响。利用迭代重建算法，可以适当降低放射剂量，快速扫描可以减少患儿呼吸运动伪影，能谱扫描可以分析肿瘤及泌尿系统结石成分。

五、儿童四肢 CT 检查技术

1. 儿童四肢 CT 检查的适应证　包括各种骨质异常、占位性病变；骨折，复杂成角、对位不良，或引起血管损伤的外伤；晚期骨髓炎；四肢软组织占位性病变。

2. 患儿体位　患儿取仰卧位，上肢检查时根据受检部位选择肢体上抬伸过头顶，或者平放于腹部腹侧，以减少躯干造成的硬化伪影；下肢扫描时双腿自然平放。

3. 扫描技术

（1）定位像：前后位，80kVp，10mA，视扫描部位而定。

（2）扫描参数：以螺旋扫描为主，使用 120kVp 扫描；管电流，以自动管电流调节技术为主，NI=10；螺距及转速无具体要求。

（3）扫描范围：视扫描部位而定，将扫描部位包括完全，如需要观察血供情况，上肢需要带全肩部、下肢带全髋部，以了解腋动脉和股动脉有无畸形。

（4）图像重建：重建层厚、层间距均为 5mm，标准算法，同时生成软组织窗图像观察肌肉系统；高分辨算法观察骨骼系统，同时对层厚、层间距均为 0.625mm 的标准算法图像进行三维重建以观察骨骼系统的整体形态。

（5）扫描新技术：对于骨骼系统手术后患儿，如术区存在金属固定物，宜使用能谱 CT 扫描，应用其金属伪影还原（MAR）技术，减少金属硬化伪影，提高图像质量。

（孙记航　潘　宁　沈　云）

第二章

儿童头颈部 CT 诊断

第一节　CT在儿童头颈部疾病诊断中的应用

一、儿童头颈部疾病现状

头颈部疾病依据解剖学主要可分为颅骨疾病、脑疾病、五官及颈部疾病三大类；依据病因学可分为外伤性疾病、先天发育性疾病、感染性疾病及肿瘤性疾病等。儿童头颈部疾病以颅脑外伤最为常见，且致死率和致残率较高，是危及儿童生命健康的重要病因。先天发育性疾病因头颈部解剖的复杂性及病因的多样性，诊断通常困难。

二、头颈部 CT 的应用进展

在头颈部疾病的影像诊断中，CT、MRI 及超声已经成为主要的非创伤性的检查方法。因 CT 具有较高的密度分辨率和空间分辨率，其对于儿童头颈部疾病，尤其是颅脑外伤、头颈部先天发育性疾病具有独特的诊断价值。

CT 技术自问世并发展至今，其成像速度、辐射剂量及成像质量均取得了突飞猛进的进展。早期的 CT 机扫描速度慢，制动要求高，且辐射剂量较大，在儿童头颈部疾病 CT 检查中受到限制。目前，新一代超高端 CT 机拥有极快的扫描速度和低辐射剂量，CT 检查已广泛应用于儿童头颈部疾病的诊断中。

　　CT 图像为断层图像，不受组织重叠影响，密度分辨率和空间分辨率高，通过不同重建算法和窗技术的应用，可清晰显示颅骨、脑组织、五官及颈部各解剖结构，并可在良好图像背景上确切显示出病变影像，有助于儿童头颈部疾病的诊断。

　　CT 能清晰显示颅骨的形态、结构和完整性，对于外伤导致的颅骨骨折及其他疾病导致的颅骨破坏，CT 有其他影像学检查技术难以代替的优势。CT 依托于多平面重建、容积再现等后处理技术，对于颅骨先天发育性疾病的显示更为直观。CT 能明确显示颅脑疾病所导致的密度、结构和形态改变，尤其对于出血、钙化的显示更为敏感，CT 增强扫描对于脑部感染性及肿瘤性疾病具有较高的诊断价值。五官及颈部解剖结构复杂，CT 可清晰显示眼、耳、鼻、口腔颌面及喉部等结构，尤其利用 HRCT 扫描技术可清晰显示眼眶、耳部等细微结构，对于外伤、先天畸形及炎症性疾病均具有很高的诊断价值。利用 CT 增强扫描及 CTA 检查可分析、评估占位性病变的血供、毗邻关系等，对肿瘤性疾病的定位和定性诊断提供帮助。

　　综上所述，基于 CT 的成像特点，其在儿童头颈部疾病诊断中的价值无可替代，作为一种方便、快捷、无创的影像学检查手段，CT 将为临床诊断提供更全面、更有价值的信息。

（宋修峰）

第二节　颅骨疾病

一、蛛网膜颗粒凹

【病例】　患儿，女，5 岁，发现顶骨凸起半年余（图 2-1）。

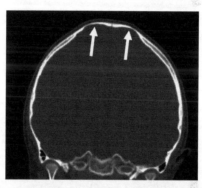

图 2-1　蛛网膜颗粒凹头颅多平面重组冠状位图像
顶骨正中两侧局限性颅板向外膨隆，变薄（白箭）

【临床概述】　蛛网膜颗粒凹是指蛛网膜颗粒压迫颅骨形成的颅内板凹陷，常因颅顶部包块就诊，病变多沿矢状缝两侧分布，直径为 0.5 ～ 1cm，两侧对称，很少出现在距中线 4cm 以外的区域。蛛网膜颗粒为突向颅内静脉窦的正常结构。蛛网膜颗粒可见于各年龄阶段，但出生时并不存在，而在囟门闭合时出现。蛛网膜颗粒凹于婴幼儿少见，多见于 10 岁以上的儿童。

【CT 表现】　多在中线两侧附近特定区域，通常比较对称，颅内板向颅外板方向凸起并使局部板障层变薄，其下方局限性蛛网膜下腔稍宽，颅外板光整，局部无软组织肿块。

【鉴别诊断】

1. **感染引起的骨质破坏** 破坏区内常见到死骨、局部头皮软组织肿胀。

2. **颅骨皮样囊肿** 板障的病变,其内外板分别向内外隆起,不同于蛛网膜颗粒自内向外的压迹。

3. **转移性肿瘤** 颅骨不规则破坏缺损,病灶多发,局部常见软组织肿块,增强时有强化。

【重点提醒】 病变多沿矢状缝两侧分布,直径为 0.5 ~ 1cm,两侧对称,很少出现在距中线 4cm 以外的区域。

二、颅缝早闭

【病例】 患儿,女,19 个月,发现颅骨形态异常(图 2-2)。

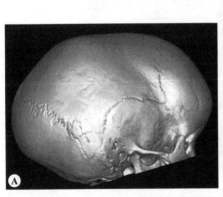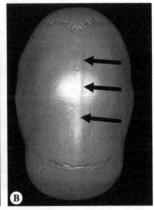

图 2-2 颅缝早闭颅骨三维重建图像

A. 右侧位显示颅骨前后径增大;B. 颅顶位显示左右径变小,前后囟闭合,矢状缝(黑箭)闭合(扫封底二维码见彩图)

【临床概述】 颅缝早闭可分为原发性和继发性两类。原发性包括以颅骨及硬脑膜反折异常为基础的颅骨早期愈合。继发性则伴发其他畸形，作为综合征的组成部分，提示广泛的间胚层缺陷，继发性颅缝早闭见于脑积水分流术后迅速减压、抗维生素 D 佝偻病、碱性磷酸酶过低、高钙血症、甲状腺功能亢进等。最常见的原因为脑发育不良，常致全部颅缝的早期骨性愈合。

【CT 表现】　颅缝早闭的部位不同，形成的畸形也不同。最常见的部位为矢状缝，矢状缝早闭可形成长头形颅或舟状头。冠状缝早闭可形成短头形颅，颅面比例下降。矢状缝和冠状缝均早闭可形成尖头形或塔头形畸形。有时冠状缝或人字缝的早闭只限于头的一侧，而形成一侧颅骨狭小，称为斜头畸形。颅缝普遍性过早闭合可形成小头畸形。三角头畸形前额呈尖顶状，为额缝闭合引起，常伴筛骨短、眼眶间距短缩。脑回压迹增多、增深提示长期颅内压增高，见于多数颅缝受累的病例，而以全部颅缝早闭最严重。颅缝闭合之前颅缝区先有骨生长障碍，表现为沿颅缝的骨影增浓硬化，有时闭合限于颅缝的一段，CT 三维重建可明确诊断。有些病例颅底下陷，引起眼眶容积减小，眼球突出，其他可合并面骨发育进行性畸形、鼻旁窦发育障碍等。

【重点提醒】　先天性颅缝早闭最常见的伴发畸形为肢体异常。

三、颅骨骨折

【病例】　患儿，女，5 个月，头部外伤 12 小时（图 2-3）。

【临床概述】　颅骨骨折在颅脑外伤中比较常见，在闭合性颅脑损伤中约占 15%，在重型颅脑损伤中约占 70%。颅骨骨折多为暴力作用于头部产生反作用力的结果，通常分为以下几种类型：线性骨折、凹陷性骨折、粉碎性骨折、颅底骨折、颅缝分离。根据骨折类型可有各种临床表现，一般线性骨折和颅缝分离症状较轻，仅表现为局部软组织肿胀、压痛，并有不同程度的头痛、头晕、恶心等症状，凹陷性骨折和粉碎性骨折程度较重。儿童颅骨骨折主要为线性骨折，其次为凹陷性骨折。颅骨的粉碎性骨折较少见。

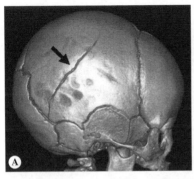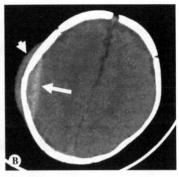

图 2-3　颅骨骨折合并硬膜外血肿

A. 三维重建图像（扫封底二维码见彩图），显示右侧顶部可见斜行骨折线（黑箭），断端未见明显移位；B. 轴位图像，可见右顶部颅板下梭形高密度影（长白箭），为硬膜外血肿，右侧头皮软组织增厚（短白箭）

【CT 表现】　线性骨折表现为透亮线影，边缘清晰，走行锐利，并有不同程度的头皮软组织肿胀，骨折线可以跨越颅缝，并可见颅缝增宽。凹陷性骨折 CT 三维重建不仅可观察凹陷骨折的形态，而且可测量其向颅内陷入的深度，超过 5mm 者需手术治疗。

颅缝分离是儿童比较常见的损伤方式，颅骨一般没有明确骨折线，而颅缝有增宽、错位。一般可做双侧颅缝的对比以判断有无颅缝分离，双侧相差 1mm 以上，单侧缝间 1～2mm（成人颅缝单侧大于 1.5mm 即可诊断，而儿童以小于 2mm 为正常）。

【鉴别诊断】　需要与缝间骨及副缝相鉴别：缝间骨表现为颅缝附近多发小骨块影，颅缝及缝间骨多伴有硬化边。副缝为同一颅骨不同骨化中心间残留缝隙，有特定的发生部位，边缘硬化，有头皮血肿，颅内出血位置不对应。

【重点提醒】　儿童的线性骨折在外伤后 3～6 个月骨折边缘变模糊，骨折线逐渐消失，无后遗改变。在一些病例中，骨折碎片被吸收，遗留骨缺损。

四、朗格汉斯细胞组织细胞增生症

【病例】 患儿，男，3 岁 6 个月，发现头部肿物 2 年余（图 2-4）。

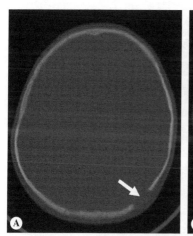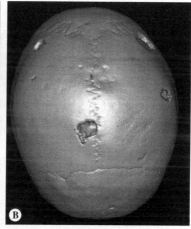

图 2-4 朗格汉斯细胞组织细胞增生症

A. 轴位骨窗图像，可见左侧顶骨破坏（白箭），边缘清晰，外板破坏范围略大于内板，局部软组织增厚；B. 三维重建图像（扫封底二维码见彩图），显示额顶骨多发骨质破坏，骨质破坏边缘清晰锐利，形态不规则

【临床概述】 朗格汉斯细胞组织细胞增生症（LCH）依据临床表现主要分为三类：莱特勒 – 西韦病（又称勒雪病）、韩薛柯氏综合征和骨嗜酸性肉芽肿。颅骨和脑部病变以韩薛柯氏综合征最多见，约占 50%，影像学表现包括颅顶、颅底、眼眶的溶骨性破坏和软组织肿块。

【CT 表现】 LCH 主要表现为溶骨性的骨质破坏，多从板障开始，呈膨胀性生长，随着病变进展，颅骨内外板骨质破坏，由于骨质破坏以外板为主，呈内板小、外板大的"梯形"骨质破坏区，边缘无硬化。病变部位常可见较大的高密度软组织肿块，跨越颅骨呈"葫芦状"改变，密度一般不均匀，破坏灶内可残留点状、短条状骨片及坏死区，偶见小片状脂质密度影，可能为 LCH 肿块内出现大量含脂细胞所致。

【鉴别诊断】

（1）颅骨血管瘤：表现为膨胀性骨质破坏，边界清晰，可见混杂密度病灶，具有特征性的高密度骨针排列。

（2）神经母细胞瘤：骨破坏为虫蚀状，可见放射状骨针，伴有软组织肿块，并可多发。

【重点提醒】 LCH 一般为多发骨破坏，需注意扫描范围内所有骨组织，以及全身其他组成骨有无骨破坏。

（康惠颖）

第三节 脑 疾 病

一、脑 脓 肿

【病例】 患儿，女，4岁，间断口角抽搐6天，出生后3个月发现先天性心脏病（室间隔缺损、房间隔缺损），未治疗（图2-5）。

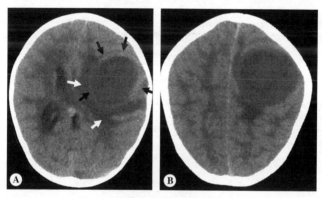

图2-5 脑脓肿

CT平扫横断位显示左侧额颞顶叶类圆形低密度区和等密度环形壁（短黑箭），边界清晰，周围片状水肿（短白箭），中线结构右移

【临床概述】 脑脓肿（cerebral abscess）指化脓性细菌进入脑组织，造成脑实质的炎性坏死和积脓，为小儿较常见的中枢神经系统严重感染性疾病。感染途径以血行感染最多见，其他感染途径包括邻近器官感染向颅内蔓延、外伤或开颅手术后直接感染，以及隐源性感染。脑脓肿的发展可分为三个阶段：①脑炎期，感染部位组织出现水肿、坏死。②化脓期，炎性坏死灶液化形成脓肿，但脓肿壁尚未形成。③脓肿包膜形成期，脓腔周围结缔组织明显增多，逐渐形成脓肿壁，周围脑组织仍伴有水肿。由于儿童脑组织疏松，发

病年龄越小，病变越难于局限，脓肿范围越大。临床表现为急性感染、颅内压升高和局限性神经症状，如发热、呕吐、嗜睡、昏迷、偏盲、偏瘫、失语及局灶性神经症状。

【CT 表现】

（1）脑炎期：CT 平扫表现为不规则的低密度区，界限模糊，或呈等低密度区，有占位效应，可压迫周围脑实质和脑室，CT 增强扫描无强化或轻度不均匀强化。

（2）化脓期及脓肿包膜形成期：CT 表现为界限清晰的低密度区，周围环以界限由模糊逐渐变清晰的等密度或略高密度环。成熟的脓肿壁特征为环壁完整，厚度均匀，厚度在 3～5mm，形态一般较规则，呈圆形或椭圆形。增强后，脓肿壁明显强化，薄而均匀，或内侧壁稍厚。若呈多房结构则为脑脓肿特征。脓肿内若有气体，则出现气液面。脓肿周围可见不同程度的低密度脑水肿区。血源性脑脓肿常多发，位于幕上灰白质交界处。若穿破脑室，则脑室内呈高密度改变，脑室壁有强化。

【鉴别诊断】 胶质瘤：其环形结构一般不规则，壁厚且厚度不均，增强后常可见壁内或壁周肿瘤结节。瘤内钙化和出血也较常见。

【重点提醒】 成熟的脓肿壁特征为环壁完整，厚度均匀。增强扫描后，脓肿壁明显强化，薄而均匀。

二、颅内结核感染

【病例】 患儿，女，3 岁，发热伴间断呕吐 69 天（图 2-6）。

【临床概述】 颅内结核感染（intracranial tuberculosis infection）包括结核性脑膜炎、结核性脑炎及结核性脓肿，结核性脓肿较少见。本病多见于 3 岁以下小儿，为儿科常见的中枢神经系统感染，几乎均为原发性结核血行播散所引起。

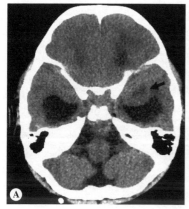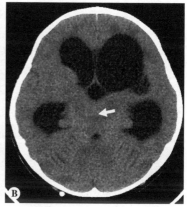

图 2-6　颅内结核感染

A. 左侧颞叶前下部侧脑室颞角前方脑实质可见一类圆形病变（黑箭），病变中央密度减低。B. 鞍上池、四叠体池、环池、脚间池消失，内见稍高密度影填充（白箭），左侧脑室前角后部斑片状软化灶。幕上脑室扩张并脑室旁密度减低

结核性脑膜炎的早期，脑膜表面尤其是基底脑池有明显的浓稠胶样渗出物和肉芽肿形成，以及反应性纤维组织增生。炎症可向室管膜和脉络丛蔓延，或沿脑膜血管侵及邻近实质，脑血管炎可致脑梗死和脑软化。炎性渗出物和脑膜增厚，粘连引起的交通性或非交通性脑积水也较常见。临床表现为头痛、发热、脑膜刺激征、嗜睡等，较多侵犯脑神经。结核接触史、胸部结核灶常能提供有力诊断依据。

脑实质的结核表现为结核性脑炎、结核瘤及脑粟粒样结节、结核性脓肿，结核菌在脑实质内可引起血管周围炎或导致脑梗死。结核瘤为结核菌在脑实质内形成的慢性肉芽肿，其中心部呈干酪样坏死，周围有炎性浸润，一般有完整包膜。临床表现为头痛、癫痫及局灶性神经症状。

【CT 表现】

1. 结核性脑膜炎

（1）脑池改变：因炎性渗出或肉芽组织形成，致基底脑池密度

增高，甚至变形、闭塞，边缘模糊。增强检查见脑池、脑沟均明显强化，呈线状、片状或结节状高密度影。病程后期，一般于发病后 18 个月在鞍区周围可见散在分布的斑点状钙化。

（2）脑室改变：脑室扩大较常见，发病后 1 周即可出现，甚至在脑膜炎症状出现之前已存在，表现为交通性或非交通性脑积水，梗阻最常发生于基底池及以上层面。脑室扩大程度与病程呈正相关、与年龄呈负相关。脑积水可因炎症消退而消失，而脑膜增厚粘连所引起的脑积水为不可逆性。少数病例脑积水为唯一 CT 征象，定性诊断较困难，常需结合临床资料。

（3）血管改变：结核性脑血管炎主要发生在渗出物聚集的鞍上池和侧裂池等部位，增强检查见串珠状、针状强化影和（或）血管的不规则增粗。血管炎所引起的脑梗死，CT 表现为局灶性低密度影，多见于基底节和丘脑等部位。

2. 结核性脑炎　CT 表现为软脑膜下斑片状低密度区，并可累及丘脑和基底节。

3. 结核瘤及脑粟粒样结节　小儿结核瘤可发生在脑实质的任何部位，常位于皮质和皮质下，可多发或单发，少数病灶位于脑池。结核瘤常为圆形或椭圆形，少数呈不规则状，CT 平扫多数呈等密度或稍高密度影，增强扫描后呈结节状、环形或不规则强化。病灶周围有轻度水肿带。

4. 结核性脓肿　与结核瘤是相同病理过程的不同阶段，结核性脓肿为结核瘤内干酪样病变，有明显液化，CT 表现为大片不规则低密度区内有等或稍高密度环形影，可环形增强，多发者呈双环或多环相连的囊状影，与一般脑脓肿相似。

【鉴别诊断】

1. 转移瘤　多发病灶，大多发生在幕上大脑半球，大脑中动脉供血的颞叶、额叶及顶叶区，位于脑皮质下，可呈结节状或环状，密度等或高于脑实质，或呈混杂密度，增强扫描后明显强化，肿块周围有明显水肿，占位效应较结核瘤明显。

2. **脑囊虫病**　多发囊泡型最常见，典型囊泡在低密度囊影一侧壁内可见小结节状高密度影，为囊虫头节，具有特征性。增强后低密度灶无强化，或呈环状强化和壁结节状强化。

【重点提醒】　颅内结核感染患儿常有结核接触史，胸部结核灶常有利于辅助诊断。颅底脑池闭塞、脑池和脑沟内明显强化、脑积水改变，常提示结核性脑膜炎。颅内钙化结节、周围环形强化及幕上或幕下弥漫性均匀增强小结节，常提示结核性脑炎。结核菌在脑实质内可引起血管周围炎或导致脑梗死。

三、颅内出血

【病例】　患儿，男，1 个月，头部外伤（图 2-7）。

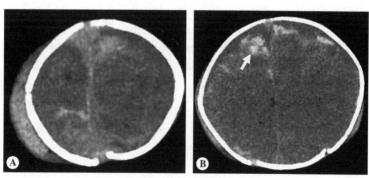

图 2-7　颅内出血
双侧大脑半球弥漫性脑肿胀，密度减低，双额叶脑实质出血（白箭），双侧脑表面高密度影为蛛网膜下腔出血。双顶部头皮软组织肿胀

【临床概述】　颅内出血（intracranial hemorrhage）包括脑实质、蛛网膜下腔、脑室内、室管膜下、硬膜下和硬膜外出血，可由多种原因引起，多见于早产儿颅内出血、窒息、缺氧、维生素 K 缺乏、凝血功能障碍、颅内血管畸形、感染和肿瘤等。多数血肿发生在外

伤的当天,但少数可以延迟至外伤后 1～7 天。除原发病所致症状外,常突然出现急性偏瘫、意识障碍等。死亡率较高,后遗症较多且严重。

【CT 表现】

1. **脑实质出血**　CT 平扫显示脑内新鲜出血呈边缘清晰的圆形、类圆形或不规则高密度区,周围可有低密度的水肿带环绕,并可见由之引起的周围结构移位。3～7 天后,原血肿的高密度影向心性缩小,同时 CT 值逐渐降低,周围的低密度带增宽,占位效应加重;2～3 周后,血肿呈等密度灶,周围水肿和占位效应开始减轻;一般于发病后 2 个月左右血肿吸收或残余低密度囊腔,水肿消失。

2. **蛛网膜下腔出血**　CT 对蛛网膜下腔出血初期显示率高达80%。表现为脑池和脑沟内高密度影,密度与出血量、血细胞比容及出血时间有关。随着红细胞的溶解,其密度逐渐下降。1 周后 CT 表现为等密度影时,仅见正常脑池、脑裂的低密度结构消失、变形。

3. **脑室内出血**　主要为脉络丛出血所致,也可以是脑实质出血破入脑室,或室管膜下出血形成。少量出血时,双侧脑室的后角或三角区可见高密度液平面。积血量大时,则形成脑室铸型,并可累及整个脑室系统。脑室内出血一般在 3 周左右被吸收。脑室内出血可迅速引起暂时性或永久性脑积水。

4. **室管膜下出血**　多见于早产儿。CT 表现为侧脑室前角后下方、莫氏孔附近、尾状核头部内侧的高密度影,呈圆形或椭圆形,少数可向后沿尾状核体部延伸。

5. **硬膜下和硬膜外出血**　硬膜下出血 CT 平扫表现为内板下方的新月形高密度影,范围较大,可跨过颅缝。密度均匀或不均,或出现液血平面,2～3 周后呈等密度。硬膜外出血则表现为颅内板下方的棱形高密度影。

【鉴别诊断】　硬膜外出血需与颅骨转移瘤鉴别,如合并颅骨骨质破坏,应考虑转移瘤可能。

【重点提醒】　颅内出血后 1～2 周会逐渐呈等密度,在 CT 上容易被忽略，需要结合病史，仔细观察脑实质、脑沟回形态判断。

四、大脑镰下疝

【病例】　患儿，男，6岁，头部外伤17小时，意识下降伴恶心、呕吐15小时（图2-8）。

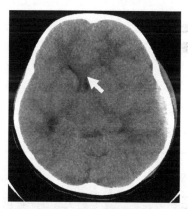

图 2-8　大脑镰下疝

轴位 CT 显示左侧颞顶部硬膜下及硬膜外出血，左侧脑室变窄（白箭），局部中线结构右移，提示左侧大脑镰下疝。同时左侧颞顶部头皮血肿

【临床概述】　颅内病变会造成邻近脑组织或远位脑组织受压、移位，进入某些生理性腔隙或脑池，即为脑疝（cerebral hernia）。脑疝为继发性改变，在儿童中常见于脑瘤、外伤等病变。根据脑组织疝入的解剖部位，分为大脑镰下疝、小脑幕切迹疝和枕骨大孔疝等，其中大脑镰下疝较为常见。大脑镰下疝的主要临床表现为对侧下肢瘫、感觉减退和排尿功能障碍等。由于大脑下缘与胼胝体之间的距离，以胼胝体前部最大，因此大脑镰下疝入组织以前部最明显。

【CT 表现】　CT 表现为大脑镰向健侧移位，患侧脑组织扣带回和胼胝体于大脑镰下方越过中线，移向健侧。同时，相应部位脑室也随之移位，对侧侧脑室多受压明显变窄。

【鉴别诊断】

（1）中线偏移：中线区结构整体偏移，可以由颅骨发育畸形等造成，但是扣带回及胼胝体相对于大脑镰位置正常。

（2）扫描位置不正：部分儿童由于镇静差，检查时有移动或摆位不正，可能造成体位偏斜，观察时左右颅腔不对称，此时可以使用多平面重组矫正位置后评估。

【重点提醒】 诊断时一定要以患侧脑结构于大脑镰下方越过中线为准。

五、脑面血管瘤病

【病例】 患儿，男，10 岁，间断发热、头痛 9 天，抽搐 4 次，查体见右额面部散在淡红色斑（图 2-9）。

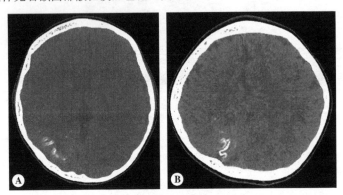

图 2-9 脑面血管瘤病

横轴位 CT 示右侧颞顶枕叶脑表面可见多发条索状钙化影，病变沿脑回分布，右侧大脑半球体积较对侧略小

【临床概述】 脑面血管瘤病（encephalofacial angiomatosis，EFA）又称 Sturge-Weber 综合征，是先天性脑、面部和眼脉络膜的血管异常，发病机制不明。主要病理改变为颅内血管畸形、颜面三叉神经

分布区皮肤血管痣及眼球脉络膜血管畸形，脑部病理改变主要为软脑膜多发小静脉纤曲，呈血管瘤样改变，血管壁可有变性、增厚，病变可局限或较弥漫，大多位于顶枕部。局部脑皮质呈层状坏死，神经细胞脱失、脱髓鞘，胶质细胞增生，并有钙、铁盐沉着和脑萎缩，此外尚可有脉络丛肥大。临床表现为脑血管同侧面部三叉神经分布区有葡萄酒色血管痣或瘤。90% 以上患儿伴有癫痫、偏瘫（因脑血栓或出血所致）。此外，患儿还可有智力低下、斜视及青光眼。

【CT 表现】　特征性征象为一侧软脑膜下血管引起的皮质和血管壁钙化，呈脑回样纤曲的高密度影，多位于顶枕叶。约 15% 的病例呈双侧性。患侧脑实质内可见单个或多个低密度灶，是慢性脑缺血所致脑梗死灶，常伴不同程度脑萎缩，脑室扩大。增强扫描见患部呈脑回样浅表性强化和多数粗大的血管影像。患侧颅腔变小，颅板增厚，颅骨不对称。

【鉴别诊断】　该病需与脑内动静脉血管畸形（arteriovenous malformation，AVM）鉴别，AVM 是胚胎早期动静脉间的血管网退化不全，形成畸形的血管丛所致。CT 平扫，14% ～ 23% 的 AVM 病例可正常或见稍高密度的聚集成团或弥散的蜿蜒管状、点状或线状血管影，38% 的病例可伴钙化，周围无水肿及占位效应。血管间为等密度组织或低密度软化灶。增强扫描显示上述异常血管影 70% 有明显强化，并可见与血管团相连的粗大引流静脉和静脉窦，一般见不到供血动脉。易破裂出血形成血肿。病变周围及远处脑组织可显示萎缩。脑面血管瘤病的脑回样钙化较粗大、浓密，临床还有面部血管瘤，两者易于区别。

【重点提醒】　依据典型的头面部皮肤血管痣，结合头颅 CT 所见脑组织局限性或广泛性萎缩并伴有软脑膜血管明显强化、皮质下钙化的特征，可明确诊断。

（高　军）

第四节　五官及颈部疾病

一、先天畸形

（一）先天性外耳道闭锁

【病例】　患儿，男，4 岁，右侧小耳畸形（图 2-10）。

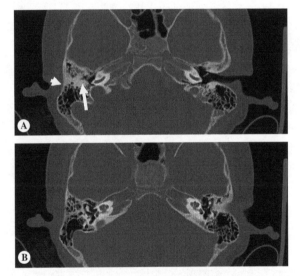

图 2-10　先天性外耳道闭锁

A. CT 平扫横断面显示右侧外耳道骨性闭锁（短白箭），鼓室腔小（长白箭），
右侧锤骨柄未显示；B. 横断面显示右耳听骨链畸形，即锤砧关节融合

【临床概述】　先天性外耳道闭锁常伴有耳郭形态异常，属于
外耳道畸形，其发病率约为 1/10 000，男性好发，单侧与双侧之比

为 4 : 1，右侧发病相对多见。约 14% 的病例为家族性，可合并 Crouzon 综合征、Goldenhar 综合征、Pierre-Robin 综合征。伴综合征的外耳道闭锁常为双侧，不伴综合征的常为单侧。先天性外耳道闭锁可分为骨性和膜性，以骨性闭锁最常见。骨性狭窄或闭锁是由于第 1 腮沟的发育障碍。临床表现包括耳郭畸形、外耳道缺如或狭窄，以及传导性听力下降等。

【CT 表现】　膜性外耳道闭锁通常伴骨性外耳道狭窄，鼓膜存在，合并中耳畸形较骨性闭锁少；骨性外耳道狭窄是指外耳道前后径或上下径 ≤ 4mm。骨性闭锁会形成中耳外侧壁的骨发育异常，通常伴有鼓膜缺如。向下突出的颞骨鳞部可形成闭锁板的上份，闭锁板可有或无气化。先天性中耳胆脂瘤可与外耳道闭锁同时发生。

【鉴别诊断】　后天性外耳道膜性闭锁。表现为外耳道不通畅，临床多有外耳道炎病史。

【重点提醒】　对于骨性闭锁病例，注意伴随中耳畸形及先天性胆脂瘤。

（二）中耳畸形

【病例】　患儿，男，6 岁，右耳传导性耳聋（图 2-11）。

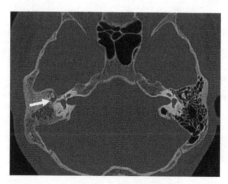

图 2-11　中耳畸形

横轴位 CT 显示右侧鼓室腔狭小（白箭），锤砧骨形态不规则并融合成骨块影

【临床概述】 中耳畸形（middle ear malformation）为胚胎早期第1、2鳃弓及第1鳃沟的发育障碍所致，可累及鼓室、乳突、听骨链、鼓室肌、面神经管及相邻的血管等结构。鼓室畸形有鼓室下壁缺损，颈静脉球显露于鼓室；鼓室上壁缺损，与颅内交通；鼓室内壁发育障碍，如卵圆窗（前庭窗）或圆窗缺如；鼓室完全不发育者少见。听小骨畸形的种类很多，如锤骨砧骨融合，砧骨长脚缺如或发育不全，砧骨、镫骨同时缺如，镫骨发育不全或缺如，砧镫关节分离，砧镫关节骨性融合，先天性镫骨固定，听小骨与鼓室壁融合等。中耳肌肉畸形的发生率为0.3%～5.6%，包括肌肉异位、镫骨肌或肌腱缺如、镫骨肌重复、鼓膜张肌分叉等。合并的面神经管异常以鼓室段或乳突段走行异常最常见。临床表现主要为传导性听力下降，可单侧或双侧发病，伴或不伴外耳道畸形。

【CT 表现】 高分辨率CT（HRCT）为本病主要的影像学检查方法，可以比较清晰地显示鼓室各壁的骨性结构畸形，其表现取决于畸形的严重程度，常见表现包括中耳腔小，特别是下鼓室，锤骨砧骨融合或旋转异常、发育不良或缺如，锤砧关节或砧镫关节融合，镫骨发育不全或缺如可合并卵圆窗闭锁。小于10%的患儿外耳道闭锁板后可合并先天性或获得性胆脂瘤。面神经管异常包括鼓室段面神经管裂开或远端异位，异位面神经管可覆盖于卵圆窗，乳突段常见向前外侧移位，颅底出口可位于下颌关节窝、下颌关节窝与茎突之间或位于茎突外侧。

【重点提醒】 注意是否合并其他外耳畸形或内耳畸形，以及是否为其他原发综合征的并发症。

（三）内耳畸形

【病例一】 患儿，女，7岁，化脓性脑膜炎，双侧共同腔畸形（图2-12）。

【病例二】 患儿，男，16个月，感音神经性耳聋（图2-13）。

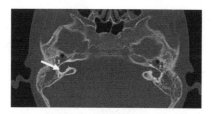

图 2-12 内耳畸形 (一)

横轴位 CT 显示双侧前庭、耳蜗共腔呈球形囊状（白箭），内听道底骨质缺如。诊断为共同腔畸形

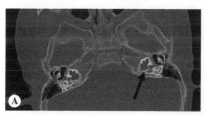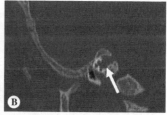

图 2-13 内耳畸形 (二)

A. 横断面 CT 显示双侧内听道基底部呈球形扩大（黑箭），内听道底骨质缺损，耳蜗轴缺失，包绕膜迷路的耳蜗骨质较正常耳蜗薄。B. 垂直于耳蜗的矢状面重建显示分隔耳蜗底周与内听道的骨性分隔缺失（白箭）。诊断为不完全分隔Ⅲ型

【病例三】 患儿，男，3 岁，右耳感音性耳聋（图 2-14）。

【临床概述】 胚胎第 4 周时，菱脑两侧的体表外胚层在菱脑的诱导下增厚，形成听板；继之向下间充质内陷，形成听窝；最后听窝闭合，并与体表外胚层分离，形成一个囊状的听泡。听泡初为梨形，以后向背腹方向延伸增大，形成背侧的前庭囊和腹侧的耳蜗囊，并在背端内侧长出一

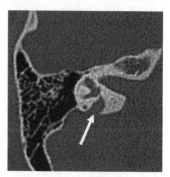

图 2-14 内耳畸形 (三)

横断面 CT 显示右侧前庭导水管扩大并与总角相连

小囊管，为内淋巴管。前庭囊形成 3 个半规管和椭圆囊的上皮；耳蜗囊形成球囊和耳蜗管的上皮。这样听泡及其周围的间充质便演变为内耳膜迷路。胎儿第 3 个月时，膜迷路周围的间充质分化成为一个软骨囊，包绕膜迷路。约在胎儿第 5 个月时，软骨囊骨化成骨迷路。于是膜迷路完全被套在骨迷路内，两者间仅隔以狭窄的外淋巴间隙。感音上皮细胞的成熟发生在膜迷路形成很久以后，相当于中期妊娠末和晚期妊娠初这一时间段。妊娠第 26～28 周（胎儿第 6～7 个月），胎儿毛细胞和听神经很大程度上已发育完全，因此正常胎儿在出生前 2.5～3 个月就能听到声音。所以，在不同妊娠阶段出现内耳发育停滞就可导致不同类型的内耳畸形。先天性内耳畸形比较少见，内耳畸形分为骨迷路畸形和膜迷路畸形，骨迷路畸形根据内耳胚胎发生受阻的时期不同而表现各异，可累及内耳多个结构，包括耳蜗、前庭、半规管及内听道等，能够用 HRCT 和 MRI 等影像学手段显示；而膜迷路畸形是毛细胞水平的畸形，现有的影像学手段还不能显示。

【CT 表现】 内耳畸形表现复杂多样，下文仅列举几种常见畸形的 CT 改变。

（1）Michel 畸形：是最严重的内耳畸形，耳蜗、前庭、半规管、前庭水管及耳蜗水管缺如，局部为骨质所替代，内听道缺如或明显狭窄。

（2）原基耳泡：内耳区可见小囊状改变，较小（大小约数毫米），呈圆形或椭圆形，内听道未发育，有时伴有部分半规管发育。

（3）耳蜗未发育：未见正常的耳蜗结构，局部呈骨致密影，前庭可能正常或扩大，面神经的迷路段可前移并占据正常的耳蜗位置。

（4）共同腔畸形：前庭、耳蜗共腔呈囊状，缺乏内部结构，共同腔呈椭圆形或圆形，可伴有半规管或其始基部分，内听道常在腔的中央进入腔内。共同腔常在迷路正常位置的前或后部。

（5）不完全分隔Ⅲ型：内耳道发育畸形，内耳道基底部球形膨大，缺少分隔耳蜗底转与内耳道底的骨性分隔，蜗轴完全缺失，耳蜗朝向内听道的外端，而不是其正常的前外侧的位置。耳囊骨质薄。

（6）大前庭水管：前庭导水管中段最大宽度＞1.5mm 或前庭导水管与总脚相通，前庭扩大或发育正常，同时可见内淋巴囊压迹扩大。

【重点提醒】 中耳畸形表现多样，分型复杂，需要细致观察耳蜗、前庭、半规管、内听道的形态。

（四）先天性后鼻孔闭锁或狭窄

【病例】 患儿，男，5 岁，右侧后鼻孔骨性闭锁（图 2-15）。

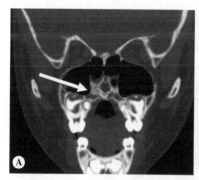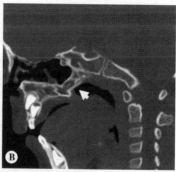

图 2-15 先天性后鼻孔闭锁

A. 多平面重组冠状面显示右侧鼻腔内可见骨性密度（长白箭）；B. 矢状面显示右侧鼻腔与鼻咽腔未见气体密度影相连，局部为增厚的骨板相隔（短白箭）

【临床概述】 先天性后鼻孔闭锁或狭窄（congenital choanal atresia or stenosis）是最常见的鼻部先天性畸形，也是导致新生儿气道阻塞最常见的原因。目前认为本病是一种神经细胞移行障碍，为胚胎期口咽膜永存或退化障碍所致。分为两种类型，即骨性闭锁和骨性狭窄伴膜性闭锁，呈散发或家族性发病。75% 的病例双侧鼻后孔畸形合并其他先天性畸形，包括 Charge 综合征、Apert 综合征、Crouzon 综合征、胎儿酒精综合征等。临床表现为双侧发生者常导致新生儿呼吸窘迫，不能吮奶，严重可发生窒息死亡，需要紧急措施以改善通气。单侧后鼻孔闭锁一般发现较晚，常表现为患侧鼻堵，鼻腔内潴留黏液性分泌物。

【CT 表现】 薄层 HRCT 为本病影像学检查的首选。骨性闭锁显示为犁骨增大增厚并于蝶骨翼突内侧板呈骨性融合。混合性闭锁表现为犁骨及蝶骨翼突局部增厚，其间为膜性结构连接。膜性闭锁骨质改变不明显。矢状面重建：骨性闭锁显示蝶骨底部与硬腭间骨性结构将连续充气鼻道与鼻咽部分隔。骨性闭锁于骨窗显示较好。轴面图像：新生儿鼻后孔宽度＜ 0.34cm，犁骨厚度＞ 0.23cm，即可认定为异常。

【鉴别诊断】 部分病例为膜性闭锁，骨性异常不明显，需要密切结合病史，仔细观察有无软组织密度分隔，并鉴别分泌物阻塞。

【重点提醒】 部分病例为膜性闭锁，骨性异常不明显。

（五）泪囊突出

【病例】 患儿，女，2 个月，左侧泪囊突出合并感染（图 2-16）。

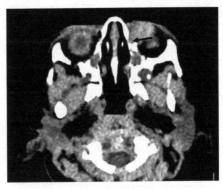

图 2-16 泪囊突出

横断面 CT 显示左侧泪囊区软组织影，左侧泪囊窝扩大，左侧鼻泪管内软组织影（黑箭）

【临床概述】 泪囊突出是由于鼻泪管远端阻塞，同时伴有泪总管开口处阻塞所致，可最终导致泪囊扩张，扩张的泪囊延伸至鼻腔内形成鼻腔内囊性肿物。绝大多数为散发病例，有少部分家族性病例报道。泪囊突出可单侧或双侧发病，双侧发生者大小不等，是仅次于后鼻孔闭锁的导致新生儿鼻呼吸窘迫的原因。临床表现：内眦区和（或）鼻腔内蓝灰色的肿块，出现鼻塞、溢泪等症状，继发感染形成泪囊炎、蜂窝织炎。查体时鼻饲管不能通过鼻腔，易误诊为后鼻孔闭锁。

【CT 表现】 CT 是本病首选检查方法，可帮助与其他鼻腔内肿块相鉴别。本病影像学表现具有特征性，典型表现为单侧或双侧不同程度的鼻泪管扩张，以及与之相延续的内眦区囊肿和鼻腔内囊肿的三联征。单纯泪囊突出 CT 平扫显示病变边界清晰，壁菲薄，内部呈均匀水样密度影。合并感染时，病变密度增高，与周围组织界限欠清晰，内眦区软组织肿胀，密度增高。增强扫描显示病变边缘轻度强化，内容物无强化。内眦区囊肿大小不等，固定发生于眼内下象限，鼻腔内囊肿位于下鼻道内。

【鉴别诊断】 皮下占位性病变，如皮样囊肿。

【重点提醒】 内眦病变同时注意有无扩张的泪囊延伸至鼻腔内形成鼻腔内囊性肿物。

二、炎症性疾病

（一）眼眶蜂窝织炎

【病例】 患儿，男，3 岁 4 个月，发热、鼻塞 14 天，眼红 4 天（图 2-17）。

【临床概述】 眼眶蜂窝织炎是发生于眼眶软组织内的急性化脓性炎症，分为眶隔前蜂窝织炎和眶隔后蜂窝织炎，起病急，发展快，并发症严重，可引起永久性视力丧失，重者可通过颅内蔓延，造成败血症危及生命。儿童眼眶蜂窝织炎的发病年龄低，5 岁以内发病率

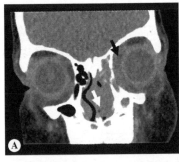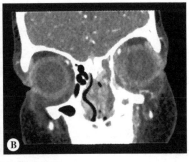

图 2-17　眼眶蜂窝织炎

A. 多平面重组眼眶 CT 冠状位显示左侧眶内壁肌锥外软组织不均匀增厚（黑箭），左侧鼻道、鼻窦内软组织密度增厚（白箭）；B. 增强 CT 显示眶内及鼻窦内病变周边环形强化，其内脓肿形成

高，眶隔前蜂窝织炎最多见。严重的鼻窦炎是儿童眼眶蜂窝织炎最常见的病因，其次为面部及其他部位感染、眼眶外伤等。早诊断、早治疗，能及时保住视力，挽救生命，减少并发症的发生。

【CT 表现】　眶隔前蜂窝织炎表现为眼睑肿胀增厚，脂肪间隙模糊，广泛软组织密度影增厚。眶隔后蜂窝织炎表现为肌锥外间隙条形、片状软组织密度影，球后条形、圆形软组织密度影，为肌锥内间隙感染；骨膜下椭圆形或梭形软组织密度影，注射造影剂后周边强化，为骨膜下间隙脓肿；同时可有眶壁骨质毛糙不连续，眼直肌增粗，轮廓模糊，受压移位，眼球突出，泪腺炎等。

【鉴别诊断】　眼眶蜂窝织炎形成局部脓肿时，有一定占位效应，需与眼眶占位鉴别。蜂窝织炎病变边界模糊，正常结构界面消失，层次不清，增强扫描脓肿可有周边环形强化，可与占位鉴别。

【重点提醒】　鼻窦炎是儿童眼眶蜂窝织炎最常见的病因。CT 表现为眼眶局限或广泛软组织肿胀增厚，眼眶结构正常界面消失，脂肪间隙密度增高，眼球不同程度突出，形成脓肿可环形强化。

（二）中耳乳突炎

【病例】　患儿，男，2 岁，反复双耳流脓 2 年，听力减低（图 2-18）。

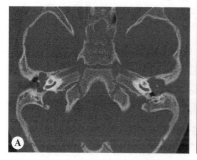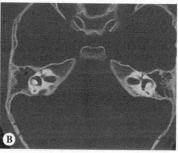

图 2-18　中耳乳突炎

A. 轴位 CT 显示双侧中耳鼓室内软组织影，双侧鼓室及乳突窦扩大，听小骨骨破坏，双侧鼓室盾板变钝；B. 双侧中耳乳突内软组织密度影，蜂房小梁不连续

【临床概述】　小儿急性化脓性中耳乳突炎相当常见，可因咽部上呼吸道感染经咽鼓管传入或由外耳道炎 / 异物感染扩展引起。乳突气化之前，炎症局限于鼓室及乳突窦，称为中耳乳突窦炎。临床表现有发热、耳痛、耳道流脓、耳后压痛及软组织肿胀，耳镜检查有鼓膜充血、膨隆或穿孔流脓。慢性化脓性中耳乳突炎多为急性炎症期治疗不当或抵抗力弱，细菌毒力较强所致，病程迁延不愈，常伴听力减退及耳鸣。耳镜检查见鼓膜穿孔，中耳腔溢脓，肉芽增生或胆脂瘤样物，外耳道上壁下陷等。分泌物内夹杂有上皮脱屑及黄白色恶臭之油片状物时，应疑存在胆脂瘤。听力下降早期为传导性，晚期为混合性。

【CT 表现】　急性化脓性中耳乳突炎表现为中耳鼓室、鼓窦及乳突小房内气体消失，代之以液体密度及气液平面，早期无明显骨质破坏，晚期听小骨及乳突蜂房骨质可有不同程度破坏，应注意乙状窦壁、乳突窦、鼓室盖及半规管壁的完整性，必要时行 CT 或 MRI 增强扫描观察是否合并颞叶或小脑脑脓肿及乙状窦栓塞等颅内并发症。慢性化脓性中耳乳突炎表现为中耳鼓室及乳突小房内气体消失，代之以软组织密度影，也可以呈结节状软组织影。骨疡型慢性化脓性中耳乳突炎常表现为周围骨质破坏、边缘模糊，病变可破坏听小骨、砧骨长脚。胆脂瘤型慢性化脓性中耳乳突炎，除表现为中耳内软组织影外，病变周围骨质破坏区边缘光整、硬化，鼓室盾板变钝，鼓室上间隙扩大，骨质破坏可累及半规管、听小骨、乙状窦前壁及鼓室盖等。

【鉴别诊断】 本病需与先天性胆脂瘤鉴别，后者无外耳流脓病史，影像学上与胆脂瘤型慢性化脓性中耳乳突炎鉴别困难。

【重点提醒】 中耳乳突炎患者多有耳痛、耳流脓病史。CT 表现为中耳腔内软组织密度影，可伴有骨质破坏，并需注意颅内并发症可能。

（三）小儿鼻窦炎

【病例】 患儿，女，9 岁 1 个月，鼻塞，头痛 5 天（图 2-19）。

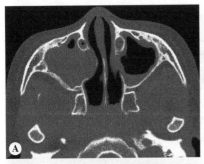
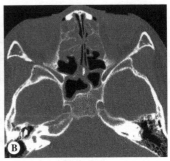
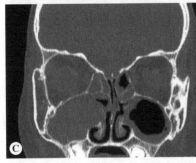

图 2-19　鼻窦炎

A. 轴位 CT 显示双侧上颌窦内软组织密度影增厚，右侧显著，右侧上颌窦窦腔扩大；左侧上颌窦内见气 - 液平面。B. 双侧筛窦及蝶窦黏膜不均匀增厚。C. 多平面冠状位显示右侧上颌窦内软组织密度影，窦腔扩大，鼻中隔略左偏

【临床概述】 小儿鼻窦炎以化脓性炎症多见，变态反应性炎症次之。5 岁以后发病率较高，分为急性与慢性。急性鼻窦炎反复发作或迁延不愈易致慢性炎症，其中以上颌窦炎及筛窦炎发病率最高，10 岁以上儿童还可累及额窦。患儿多表现为鼻塞、流脓涕、涕中带血、面部胀痛、张口呼吸及头痛，症状可反复发作。患儿还可有高热及全身中毒症状。鼻腔检查可见鼻甲肿胀，鼻道内有脓性分泌物。严重者炎症扩散可引起眶面部蜂窝织炎。

【CT 表现】 冠状位扫描可准确显示病变范围、受累鼻旁窦的数目和室腔内病变情况。患者常表现为受累的鼻窦黏膜增厚，黏膜厚度大于 2mm，窦腔积液时表现为窦腔内小气 – 液平面，并可随体位变化改变。若感染得不到有效控制，窦壁骨质破坏、吸收，形成骨髓炎或向邻近的组织结构蔓延，则形成蜂窝织炎。小儿鼻窦炎可多种病变同时存在，合并黏膜下囊肿表现为窦腔内局限性隆起的软组织密度肿块，广基底与窦壁相连，突向窦腔一侧表面呈弧形。合并黏液囊肿时可致一侧窦腔扩大，窦壁骨质吸收。鼻窦炎由于长期黏膜水肿和肥厚也可形成鼻息肉，CT 显示鼻窦和（或）鼻腔内软组织密度肿块影，呈膨胀性改变，邻近骨质变薄、吸收。慢性炎症可造成窦壁骨质硬化和吸收。增强检查显示充血增厚的黏膜明显强化。

【鉴别诊断】 本病需与鼻息肉及鼻窦肿瘤相鉴别，通常需要增强 CT 协助诊断鉴别，两者在 CT 增强扫描上呈实性强化。

【重点提醒】 临床有鼻塞、流脓涕、面部肿胀、头痛等症状，可反复发作。CT 表现为鼻窦内软组织影，积液时可见气 – 液平面。可伴有黏膜下囊肿、黏液囊肿及鼻息肉。

（四）咽后壁脓肿

【病例】 患儿，男，1 岁，发热、颈部活动受限 3 天（图 2-20）。

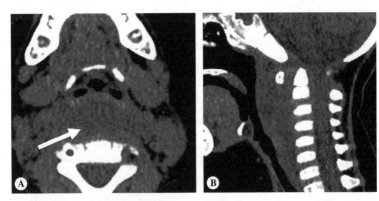

图 2-20　咽后壁脓肿

A. CT 轴位显示咽后壁软组织增厚，层次模糊（白箭），中间可见低密度区，周围淋巴结增大，气道受压前移、变扁；B. 多平面重组矢状位重建显示鼻咽、口咽后壁软组织增厚，明确显示受累范围，下缘累及 T_1 水平

【临床概述】　咽后壁脓肿致病菌多为链球菌或葡萄球菌。常见于 3 个月至 3 岁婴幼儿，半数在 1 岁内发病。急性咽后壁脓肿起病急，患儿有发热、拒食、吞咽困难、咽痛、咳嗽等症状。呼吸带鼾声，严重者有吸气性呼吸困难和喘鸣音。患儿颌下淋巴结肿大。慢性咽后壁脓肿起病缓慢，病程长，患儿年龄较大。咽后壁脓肿的并发症有喉梗阻、纵隔脓肿、败血症、大血管破溃出血。

【CT 表现】　本病早期发生蜂窝织炎时，CT 表现为椎前软组织普遍增厚，边界模糊不清，颈椎曲度常变直。脓肿形成后，常偏于一侧，局部可见低密度区，脓肿内可有气体，增强后脓肿壁环形强化，同侧咽旁间隙外移或闭塞。炎症可沿解剖间隙扩散至上纵隔，导致上纵隔增宽，形成纵隔脓肿或纵隔障炎。

【鉴别诊断】　咽后间隙占位，也可见局部软组织包块影，内有坏死液化时也可有低密度区，压迫气道也会有气道梗阻表现，但一般肿块内不会有气体出现，且临床没有明显的感染症状。

【重点提醒】　咽后壁脓肿临床感染症状明显，可伴有气道压迫表现。CT 显示咽后壁软组织普遍增厚，边界模糊，其内液化坏死时形成低密度区，脓肿内可出现气体，并可下行至上纵隔。

（五）骨化性迷路炎

【病例】 患儿，男，7 岁 7 个月。听力下降半年，中、低频传导性听力下降（图 2-21）。

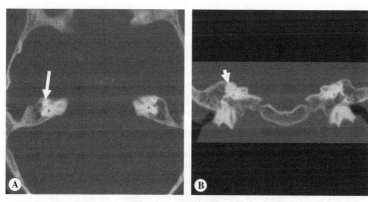

图 2-21 骨化性迷路炎
A. CT 轴位显示右侧上半规管管腔内密度增高，局部管腔明显变窄至闭塞（长白箭）；B. 多平面重组冠状位显示左侧上半规管管腔模糊、狭窄（短白箭）

【临床概述】 骨化性迷路炎又称硬化性迷路炎，是指病原体感染内耳导致迷路腔内充以肉芽组织增生、纤维化，最终钙化或骨化。临床引起迷路炎的主要病因包括慢性化脓性中耳炎、中耳炎继发胆脂瘤、脑膜炎（细菌性、病毒性及真菌性）、外伤、气压改变、手术、先天性迷路瘘及自身免疫性因素等，其中比较常见的有耳源性、脑膜炎源性及外伤性因素。患者常有重度感音性耳聋。

【CT 表现】 本病内耳迷路内有不同程度的骨化。耳蜗受累表现为耳蜗腔内密度增高影，呈点状、条状及磨玻璃样，耳蜗腔不规则变窄或管腔隐约可见；病变累及前庭窗及蜗窗，表现为局部骨质封闭，前庭窗、蜗窗狭窄，累及前庭表现为前庭内高密度影，前庭腔狭窄；若累及整个内耳,则整个内耳结构全部骨化,表现为均匀一致的高密度骨质影。

【鉴别诊断】 耳蜗型耳硬化症硬化期骨迷路表现为骨迷路局限性或弥漫性增厚,与骨化性迷路炎鉴别困难,但耳硬化症多为双侧。

【重点提醒】 常见于耳源性、脑膜炎源性后遗症改变,表现为内耳迷路内不同程度的骨化,局部管腔变窄或全部骨化。

三、外伤性疾病

(一)眼眶骨折

【病例】 患儿,女,6岁,车祸伤后3小时,颜面部肿胀(图2-22)。

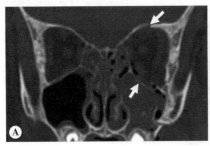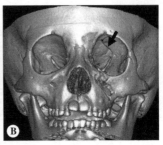

图 2-22 眼眶骨折

A. 多平面重组冠状位显示左侧眼眶上壁、下壁多发眶壁骨折(白箭),部分断端错位,左侧下直肌肿胀,眶内可见积气,左侧上颌窦内软组织密度影填充,其内可见撕脱骨片及气体密度影;B. 三维重建显示眶上壁可见骨折线,延伸至破裂孔(黑箭),眶外壁、下壁也可见骨折线(扫封底二维码见彩图)

【临床概述】 眼眶骨折可由直接或间接暴力引起,也可为颅、面骨折向眼眶延伸,眼球损伤一般分钝器挫伤和锐器造成的穿通伤。眼眶骨折分为直接骨折、间接骨折及复合骨折。根据骨折部位,分为眶周骨折和眶内骨折,眶周骨折多为直接外力作用引起,多发生于眶顶部及外侧壁,骨折可向眶内延伸;眶内骨折为外力作用于眼球及眶内组织,眶内压力骤升引起的骨折,也可称爆裂骨折,好发于眶内壁；复合骨折是指以上两种兼有，多个壁骨折。

【CT 表现】 CT 多角度重建能清晰显示眼眶的各壁骨折，表现为骨质连续性中断、移位、眶壁曲度的改变及骨缝分离。部分眶内侧壁及眶下壁骨折可见增粗的眼肌及眶脂体疝入相邻的窦腔，眶下壁的骨折多累及眶下管。视神经孔骨折多为周围骨折延伸的结果，可见骨皮质裂缝、错位及视神经孔变形等。此外还可见骨折引起的间接征象，如眼眶积气、颅内积气。CT 不仅需要观察骨折情况，还应观察软组织情况，眼环是否完整，眶内是否有血肿，以及眼肌情况、眼球外突、视神经增粗及断裂等。CT 同时能显示异物的性质、大小及位置。

【鉴别诊断】 眼眶骨折需与眼眶内正常的孔、管、沟等结构相鉴别，这些结构周围骨质缘光滑，软组织无异常改变，需正确认识这些结构的形态、位置及常见变异。

【重点提醒】 眼眶骨折需多方位重建观察，尤其需观察视神经管情况，同时注意眶内软组织损伤情况。

（二）颞骨骨折

【病例】 患儿，男，12 岁，车祸伤后 1.5 日，右耳活动性出血（图 2-23）。

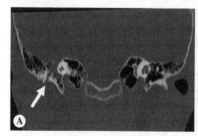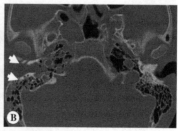

图 2-23 颞骨骨折

A. 右侧颞骨乳突部纵行骨折（长白箭）；B. 骨折线累及外耳道前壁及后壁（短白箭），右侧中耳腔积液、积血

【临床概述】 儿童颞骨骨折常见，主要原因包括车祸伤、坠楼伤和颞枕部直接撞击，多见于 3 ～ 12 岁儿童。临床表现主要为听力

障碍、外耳道出血、眩晕、周围性面瘫等。颞骨骨折根据骨折线与颞骨岩部长轴的关系，大致平行于颞骨长轴为纵行骨折，垂直于颞骨长轴为横行骨折。混合型骨折较少见，多为颅骨多发骨折所致。

【CT 表现】　HRCT 能清晰显示骨折的类型、累及的范围等。横断面图像结合多角度重建有助于观察骨折线累及范围，以及听骨链、面神经管、迷路等情况，骨折累及耳囊时表现为骨折线穿过耳蜗、半规管及前庭。中耳腔积液积血或颞颌关节窝积气常预示颞骨骨折。听骨链损伤最常见的是锤砧关节脱位，锤砧关节及砧镫关节脱位常由于砧骨移位所致，砧骨可脱落到外耳道、中耳或骨折线内。听小骨骨折较少见，常见的部位为锤骨柄、砧骨长脚及镫骨脚。

【鉴别诊断】　本病需与骨缝及颅缝相鉴别，两者边缘硬化，可双侧对称，多不伴随中耳腔积液积血及颞颌关节窝积气。

【重点提醒】　骨折累及部位及范围应清晰描述，重点观察听骨链、面神经管、颅底骨及颅底自然孔道受累情况。

（三）鼻窦骨折

【病例】　患儿，女，4 岁，高空坠落伤，颌面部软组织肿胀（图 2-24）。

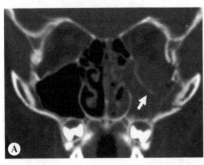
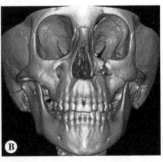

图 2-24　鼻窦骨折

A. 多平面重组冠状位显示左侧上颌上壁可见骨折线，断端骨片向下移位（白箭），窦腔内软组织密度影填充，并可见撕脱骨片，眶内软组织增厚；B. 三维重建显示上颌窦前壁多发骨折，断端移位不明显，眶上壁可见骨折线（扫封底二维码见彩图）

【临床概述】 鼻和鼻窦区骨折多由于面部直接受到外力打击所致，包括鼻骨骨折、鼻中隔骨折、上颌骨骨折、额窦骨折、额筛区复合骨折等。各类型骨折依据力的大小、着力的部位等因素可以单独发生，也可以形成复杂的复合骨折。

【CT 表现】 CT 多角度重建可较清晰地显示复杂、多发的面部骨折，明确骨折的部位和移位情况，以及积液、积血及软组织情况。筛顶骨折为颅底骨折，严重时异位的骨折片可刺破脑膜造成颅内损伤及脑脊液鼻瘘。蝶窦骨折可累及海绵窦，造成颈内动脉海绵窦瘘及动眼神经损伤。CT 不能直接显示伴随神经损伤，神经损伤通常是导致临床症状和体征，乃至后遗症的主要原因，应该引起重视。

【鉴别诊断】 诊断鼻窦骨折时，应注意骨折线与正常骨缝、神经血管沟的鉴别。

【重点提醒】 鼻窦骨折比较复杂，影像学检查的主要目的是了解有无骨折、骨折类型及骨折周围的组织损伤。

四、肿瘤性疾病

（一）淋巴管瘤

【病例】 患儿，男，7 个月，出生后发现颈部包块（图 2-25）。

【临床概述】 淋巴管瘤为脉管先天性发育畸形，瘤体由增生扩张及结构紊乱的淋巴管构成，颈部淋巴管瘤常表现为淋巴水瘤，部分病例可合并静脉畸形，也称为淋巴血管瘤，瘤体沿血管肌肉间隙生长。临床上患者多以颈部无痛性包块就诊，可因出血、感染造成瘤体增大迅速，引起呼吸道梗阻。

【CT 表现】 多见于一侧肌肉或血管间隙内低密度为主的包块，单房或多房性生长，边界清晰，占位效应明显，囊内呈均匀一致的水样密度，包块形态多不规则；瘤体多沿肌肉间隙生长，当合并感染、出血时，囊内密度相应升高，出现高低密度液平面（血－液平面），多

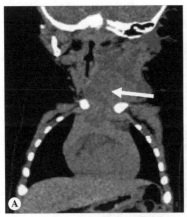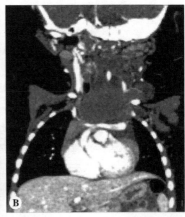

图 2-25　淋巴管瘤

A. 多平面重组冠状位显示左侧颈部至中线处可见低密度占位（白箭），边缘不规整，边界尚清晰，气道受压移位并变细；B. 增强 CT 显示低密度占位未见强化，包绕颈部大血管，突出血管间隙及肌肉间隙向外生长，形态不规则，边界尚清晰

房者包块内部可见分隔。CT 增强显示囊性成分无强化，囊肿感染时囊壁呈线状强化，其内合并静脉畸形时可见不规则片状强化及粗大血管影。

【鉴别诊断】　本病主要与相应部位的囊性病变相鉴别，头颈部主要与鳃裂囊肿相鉴别，鳃裂囊肿由胚胎时期未完全退化的鳃裂组织发育而成，常见第 2 鳃裂囊肿，多位于下颌角与胸锁乳突肌前缘的囊性肿物，与单房的淋巴管瘤鉴别困难。

【重点提醒】　颈部囊性占位，沿多个组织间隙生长，囊内出血并见血－液平面，首先考虑淋巴管瘤。

（二）头颈部血管瘤

【病例】　患儿，男，4 个月，出生后发现右侧颈部包块（图 2-26）。

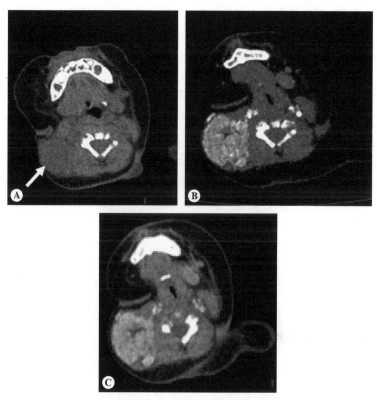

图 2-26　头颈部血管瘤

A. CT 横断位平扫显示右侧颈后三角区可见较肌肉密度稍低的软组织占位（白箭），边界尚清晰；B. 动脉期显示病变明显强化，边界清晰；C. 静脉期显示病变持续性强化，较动脉期均匀，中央可见小片状无强化区，范围较动脉期缩小

【临床概述】　头颈部血管瘤是儿童常见的血管畸形，属于良性病变，其主要成分为血管内皮细胞及大小不等的血管，同时有纤维组织、平滑肌、脂肪及淋巴管等。临床主要表现为颈部无痛性包块，病变好发于 1 岁以内和 6 岁以上儿童。部分病例合并卡萨巴赫 – 梅

里特综合征。

【**CT 表现**】 CT 平扫显示肿物密度与肌肉接近,增强扫描明显持续性向心性强化,也可呈结节状强化及迂曲血管影,可见供血动脉及引流静脉。

【**鉴别诊断**】 部分病例需要与异位甲状腺相鉴别,异位甲状腺 CT 平扫显示与正常的甲状腺密度相仿。

【**重点提醒**】 儿童颈部软组织包块,CT 平扫显示与颈部肌肉密度相仿,增强扫描后明显持续性强化,即可提示诊断。

(孙记航 韩忠龙 曹永丽 高 军)

第三章

儿童胸部 CT 诊断

第一节 CT在儿童胸部疾病诊断中的应用

一、儿童胸部疾病现状

儿童胸部疾病包括气管、支气管、肺部、纵隔及胸壁的病变，主要包括先天性发育畸形，如先天性食管闭锁、支气管肺发育不良、先天性大叶性肺气肿等；感染性病变，如金黄色葡萄球菌肺炎、肺炎链球菌肺炎、纵隔脓肿、结核等；以及肿瘤和肿瘤样病变，如胸膜肺母细胞瘤、囊肿等；外伤性病变。与成人胸部疾病相比，儿童胸部疾病诊断独具特点且富有挑战。常见影像学检查手段包括胸部X线、超声、CT、MRI等。

二、胸部 CT 的应用进展

胸部以肺组织为主，含气多，具有良好的天然对比，影像学检查手段中超声及MRI检查受限，X线、CT是首选的检查方法，可以诊断大多数胸部疾病或给出提示。过去，CT辐射剂量大，尤其是处于生长发育阶段的儿童，多次随访复查也会致辐射剂量在体内累积，并且CT扫描速度慢，儿童往往无法控制呼吸，且小年龄组患儿需要长时间镇静，CT检查受到限制。胸部X线片是儿童胸部疾病的首选检查方法，但是胸部X线片的局限在于对病变显示有重叠，不能完整显示病灶，诊断准确性较差。近年来，CT技术不断发展，从单层螺旋 CT 发展到 256 排宽体探测器 CT，机架旋转时间大幅提升，扫描速度明显加快，联合迭代重建等后处理技术，显著降低了辐射剂量，提高了影像质量，使得 CT 技术在儿童胸部疾病的诊断中得到了更多应用。

儿童胸部 CT 受呼吸影响明显，特别是小年龄组患儿以腹式呼吸为主，所以检查时宜选用高转速、大螺距扫描，现在的宽体探测器 CT 对于扫描野较小的婴儿，甚至可以做到 1 秒内成像，基本不受呼吸运动伪影影响。高空间分辨率 CT 轴向图像能清晰显示胸部各组织解剖结构，还可以借助后处理技术进行多平面重建、最大 / 小密度投影法、容积再现、气道重建等后重建，提供肺部、气管及支气管、纵隔及胸廓的整体概貌，尤其能直观观察大气道改变，结合 CT 增强扫描，有助于儿童胸部疾病的诊断。

目前高端 CT 还可以进行功能测定，如利用能谱扫描可进行肿瘤成分测定及同源性分析、肺灌注情况评估等，丰富了影像工作者的诊断手段。据相关报道，能谱扫描对判断病变，特别是肿瘤病变的活性，具有指导意义。

综上所述，随着 CT 技术的不断发展，CT 在儿童胸部疾病诊断中的应用也日趋广泛，已经成为首选检查，可以为临床诊断提供更准确而直观的信息。

（李　洋　宋修峰）

第二节　气管及支气管疾病

一、先天性食管闭锁

【病例】　患儿，男，1 天，出生后口吐泡沫伴喂养呛咳，胃管插入困难（图 3-1）。

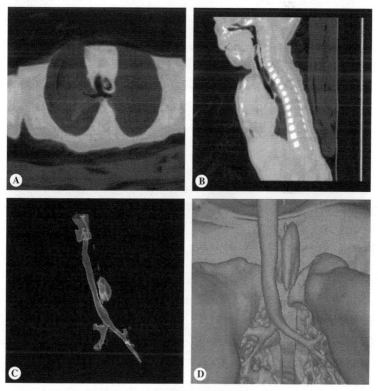

图 3-1　先天性食管闭锁

A. CT 平扫横断位显示食管上段囊状扩张，其内见盘曲胃管影；B. CT 矢状位重建显示扩张食管盲端位于 T_2 椎体下缘水平；C、D. 三维重建可清晰显示食管盲端与气管的关系（扫封底二维码见彩图）

【临床概述】　　食管闭锁为食管先天畸形，发病率为 1/4500 ～ 1/3000，早产儿、未成熟儿多见，约 90% 的食管闭锁合并食管 – 气管瘘。临床特点：①母亲妊娠时羊水过多；②胃管插入受阻，甚至经口腔翻出；③第一次喂奶或喂水即发生呕吐、咳嗽、发绀、进行性呼吸困难等症状。

【CT 表现】

（1）轴位于气管后方可见闭锁食管末端扩张，形态圆钝，呈囊状，有插管者可见胃管盘曲其中甚至翻出。

（2）多角度、多方位的多平面重建（MPR）及容积再现（VR）技术可较准确地显示近端食管盲端及远端食管 – 气管瘘的情况，并清晰显示闭锁食管盲端，以及气管、脊柱的解剖情况，观察瘘管或瘘口位置及测量两个闭锁食管盲端的距离。

（3）CT 可同时显示肺部炎症、脊柱、肋骨及心血管系统畸形等并发情况。

【鉴别诊断】　　本病主要需与先天性食管狭窄相鉴别。先天性食管狭窄食管梗阻症状出现较晚，可在婴幼儿期甚至儿童期出现。以食管中远段多见，狭窄近端食管管腔扩张，狭窄段管腔变窄，局部食管肌层可增厚。

【重点提醒】　　检查前需要将患儿竖直抱起，使食管下段含气，同时，胃管内注入少量气体，使食管上段含气，通过气体显示食管病理状态，以明确诊断。

二、气　管　瘘

【病例】　　患儿，男，15 个月，咳嗽气促 1 年余（图 3-2）。

【临床概述】　　气管瘘（tracheal fistula）为气道与体内其他管道存在瘘口并相通。先天性气管瘘主要包括气管食管瘘（tracheoesophageal fistula，TEF）和支气管胆管瘘（bronchobiliary fistula，BBF）；后天性气管瘘主要继发于食管异物、食管烧伤及感染等。

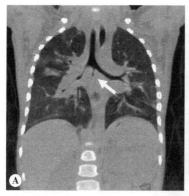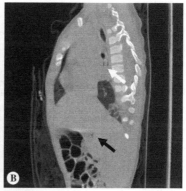

图 3-2　气管瘘

A. 多平面重组冠状位显示左主支气管起始部下方可见瘘道（白箭），向下延伸，两肺透光度不均匀增高，两肺可见散在斑片影；B. 多平面重组斜矢状位显示瘘道（白箭）近段，以及肝门胆管内可见气体密度影（黑箭）

（1）气管食管瘘：多认为是正常气管发育受损所致。瘘口多位于气管隆突及其上方气管后壁，以及左、右主支气管近段。临床表现为口吐泡沫、喂养困难、喂养时发绀、呛咳及进行性呼吸困难等。

（2）支气管胆管瘘：极罕见，由于胚胎时期发育异常的支气管芽与发育异常的胆管相沟通而形成，瘘口多位于右主支气管近段，延伸至左肝管。患儿多因咳出墨绿色黏液样痰、反复发作的呼吸道症状和反复的肺部感染而被发现。

（3）后天性气管瘘：均因外部原因，如感染、外伤所致与纵隔或食管相交通。

【CT 表现】

（1）气管食管瘘：多层螺旋 CT（MSCT）可在不使用造影剂的情况下，利用含气空腔为对比显示病变部位的解剖结构异常，三维重建图像能清晰地显示充气的食管，以及瘘口位置。

（2）支气管胆管瘘：CT 可以显示气管瘘口向膈面延伸，胆道内可见气体密度影。

（3）后天性气管瘘：CT 可见瘘口与纵隔或食管相通，并可见感染灶和异物等征象。

【鉴别诊断】 气管瘘主要是明确有无瘘口，以及显示瘘口与病变的关系。注意与气管憩室相鉴别，气管憩室近端与气管相连，远段呈盲端，一般无症状，偶然发现。

【重点提醒】 根据病史及临床症状、体征，一般可作出准确诊断，后天性气管瘘应注意有无感染灶及异物。

三、气管支气管

【病例】 患儿，男，1 岁，反复喉喘鸣，X 线片发现气管异常，进一步 CT 协诊（图 3-3）。

【临床概述】 气管支气管（tracheal bronchus）是比较少见的先天性支气管变异，发生率为 0.1% ～ 2%，以右侧多见，主要涉及上叶，多位于距隆突 2cm 以内。气管支气管临床表现多样，无症状者多因其他疾病行胸部 CT 或支气管镜检查意外发现，有症状者可表现为反复咳嗽、喘息、呼吸困难，以及持续而反复的右上叶肺炎、肺不张、肺气肿、气管插管后肺不张等，常伴其他呼吸道内外畸形。

【CT 表现】 轴位于气管隆突上方见自气管侧壁发出的由内向外走行的含气管道，管径可狭窄。多平面重组技术（MSCT）气道三维重建技术对于气管结构异常及周围肺部病变的显示更为直观，表现为气管隆突上方或者隆突旁自气管侧壁发出的由内向外走行的含气管道，可达右肺上叶，或右肺上叶 1 ～ 2 个段。

【鉴别诊断】 本病需与支气管桥相鉴别，后者起自气管的右主支气管仅连接右上叶，右肺中下叶支气管来源于左主支气管，支气管桥的左主支气管一般向左倾斜，其分叉一般位于 T_5、T_6 水平，低于正常隆突水平，并易伴先天性气管狭窄。

【重点提醒】 气管支气管一般发生于右侧，如发生于左侧，需留意有无内脏转位。

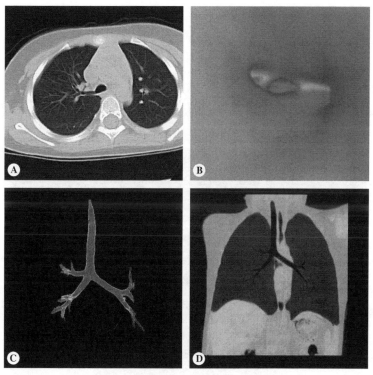

图 3-3　气管支气管

A. CT 横断面显示右肺上叶支气管开口于气管右侧壁；B. 仿真内镜显示气管右侧壁异常开口（扫封底二维码见彩图）；C、D. 容积重建和最小密度投影显示气管、支气管树整体形态，右肺上叶支气管于隆突上方直接起源于气管右侧壁

四、支气管桥

【病例】　患儿，男，2 岁，反复咳嗽 1 年（图 3-4）。

【临床概述】　支气管桥（bridging bronchus）是一种罕见的气管分支异常，由 González-Crussi 等于 1976 年首次报道，以右侧多见。患者通常无症状，部分病例可伴有支气管扩张或反复感染。伴支气管狭窄时，可出现上叶肺气肿和肺囊样过度膨胀。

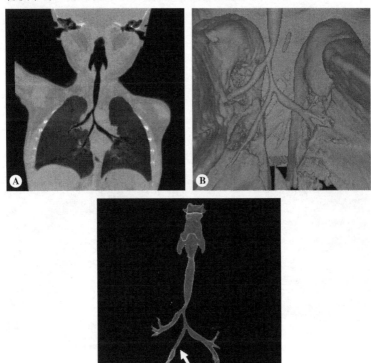

图 3-4　支气管桥

CT 冠状面及三维重建显示起自气管隆嵴的右主支气管仅供右肺上叶通气，右肺中叶支气管（白箭）起源于左主支气管，并可见左主支气管狭窄（扫封底二维码见彩图 B）

【CT 表现】　起自气管的右主支气管仅连接右上叶，右肺中下叶支气管来源于左主支气管，其分叉一般位于 T_5、T_6 水平，低于正常隆突水平，分叉夹角为钝角，左主支气管至气管分出前距离一般超过 2cm，支气管桥的左主支气管一般向左倾斜，并易伴先天性均一的气道狭窄。气道三维重建技术（min IP、SSD、VRT、VE 等）

及多角度、多方位 MPR 对于气管结构异常的显示更为直观。

【鉴别诊断】　本病需与气管支气管相鉴别。气管支气管为气管直接发出段支气管的先天异常。支气管桥与左主支气管形成的气管分叉常被误认为是气管隆突，而右主支气管则被误认为是异常的气管支气管。通过 CT 薄层扫描及三维重建，可以明确诊断。

【重点提醒】　MSCT 气道三维重建技术（min IP、SSD、VRT、VE 等）及多角度、多方位 MPR 对于气管结构异常的诊断及鉴别诊断尤其重要。

五、支气管扩张

【病例】　患儿，男，5 岁，反复咳嗽、咳脓痰 3 年（图 3-5）。

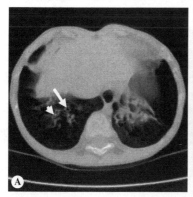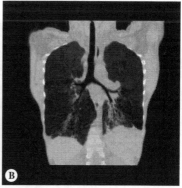

图 3-5　支气管扩张

胸部 CT 横断面（A）、胸部 CT 冠状面（B）最小密度投影显示两肺下叶支气管柱状扩张，管壁增厚（长白箭），环状扩张的支气管断面与圆形血管影形成"印戒征"（短白箭）

【临床概述】　支气管扩张（bronchiectasis）是指支气管由于管壁的肌肉和弹性组织破坏，导致管腔异常扩张和变形。支气管扩张是十分常见的呼吸道疾病，多见于儿童或青年，50% 的患儿 10 岁前发病，随着抗生素及疫苗的广泛应用，本病发病率显著降低。支气管扩张包括柱状支气管扩张、静脉曲张状支气管扩张及囊状支气扩张三种类型，也可混合存在，以左下、右中、右下肺多见。多数患者在青少年期即有症状，多有前期感染史，病程多呈慢性经过，常有呼吸道反复发作的感染。临床表现包括慢性咳嗽、喘息、咯血及大量脓痰，部分患者可有杵状指。

【CT 表现】 早期支气管失去由粗变细的正常移行过程，晚期支气管管腔扩张，管壁增厚，周围肺组织可见炎症、肺不张及肺气肿等改变。

（1）柱状支气管扩张：支气管壁增厚，管径可大于伴行肺动脉，并与之形成"印戒征"，扫描层面与支气管走向平行时可见增厚支气管壁呈"轨道征"，若其内存在黏液栓则显示为柱状密度增深影，黏液栓密度低于支气管壁密度。

（2）静脉曲张状支气管扩张：表现为扩张支气管壁局限性收缩，边缘不规则呈串珠状。

（3）囊状支气管扩张：扩张支气管切面表现为成串或成簇小囊，囊内可有气 – 液平面，管内可见黏液栓。

【鉴别诊断】 本病主要需与囊性肺疾病相鉴别，两者有时会混淆，但囊性肺疾病病变一般不与支气管相通。

【重点提醒】 多平面重建图像可以全方位、多角度观察扩张支气管形态、分布和位置，对本病的诊断具有重要意义。

六、黏液表皮样癌

【病例】 患儿，女，7 岁，间断咳嗽 3 年，出生后喂奶呛咳并发绀（图 3-6）。

【临床概述】 黏液表皮样癌是儿科常见的支气管内肿瘤，占儿科肺癌的 10%，发病年龄在 3 ～ 78 岁，50% 的患者小于 30 岁，男女发病率均等，常合并存在先天性发育畸形，如单侧肺发育不全。病变主要起源于支气管树的小黏液腺，遗传学发现其发生与 t（11；19）染色体异位和 MECT-MAML2 融合有关，根据组织学类型和超微结构分为高级别和低级别两种类型。临床表现主要为大气道的刺激或梗阻的症状及体征，包括咳嗽、发热、气喘、咯血和胸痛等，可发生淋巴道和血液转移。

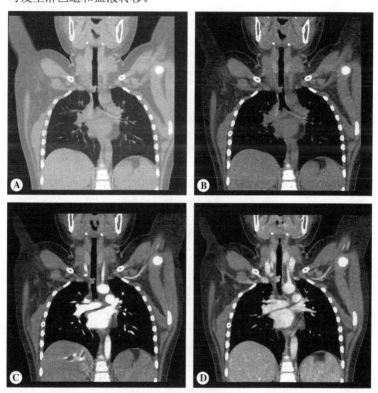

图 3-6　黏液表皮样癌

A. 多平面重组冠状位肺窗图像示气管下段右壁可见不规整结节样占位性病变；B. 纵隔窗图像显示病变呈软组织密度影，较均匀，上极可见点状钙化；C. 动脉期增强图像显示病变不均匀轻度强化；D. 增强静脉期图像显示病变中度强化，欠均匀

【CT 表现】

（1）直接征象：表现为气管、支气管腔内边缘光滑、边界清晰

的椭圆形或分叶状的结节或肿块影，长轴沿支气管分支方向走行。CT 平扫密度均匀，一般无液化、空洞，瘤体内散在钙化是其诊断特征之一。CT 增强扫描瘤体可见轻至中度强化。

（2）间接征象：阻塞性肺炎、肺不张、肺气肿、支气管黏液栓及肿块周围新月状气体影。

【鉴别诊断】　本病主要需与以下疾病鉴别。

（1）肺腺癌：儿童罕见，肺门区或外周软组织肿块，边界不清，液化、坏死常见，可见胸膜侵犯及远处转移。

（2）肺黏液性囊腺癌：早期临床症状不典型，临床症状与肺部病变不相符。CT 表现为囊性、实性或囊实性肿块，密度不均，强化不均匀，增强扫描后囊壁、分隔及实性成分可强化。

【重点提醒】　本病常见部位为气管及支气管，边界清晰，瘤体内可见散在钙化，无液化、坏死，呈轻至中度强化。

七、支气管外伤

【病例】　患儿，男，2 岁，外伤后 21 天，呼吸急促，逐渐加重（图 3-7）。

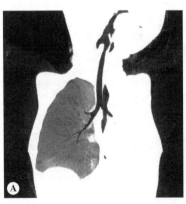
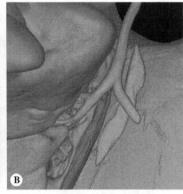

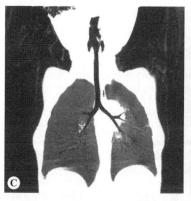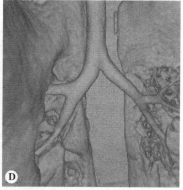

图 3-7 支气管外伤

A. 最小密度投影冠状位显示左主支气管远端呈盲端，左肺未见正常含气；
B. 三维气道重建显示左主支气管断裂，远端未见含气；C、D. 术后 1 年复查，
显示管腔通畅，左肺含气良好（扫封底二维码见彩图 B、D）

【临床概述】 支气管外伤（tracheal trauma）在儿童并不常见，一般由钝性外伤所致，损伤通常发生于双侧支气管近段，距隆突 2～3cm 内。造成支气管外伤的原因：①气管隆突由于胸部的挤压而造成牵拉使支气管断裂；②外伤使身体和肺脏突然减速，在气管的固定点出现剪切力，从而使内压增高的支气管造成折断；③由于声门的关闭造成支气管内压的增高而破裂。支气管外伤分为两型：Ⅰ型，裂口位于胸膜腔内，临床表现为张力性气胸、呼吸困难、发绀及咯血；Ⅱ型，裂口位于纵隔内，与胸膜腔不相通，临床表现为纵隔气肿、颈部及胸壁广泛皮下气肿。支气管鞘完整者症状可不明显。

【CT 表现】 本病直接征象为支气管气柱的中断、闭塞及移位，该征象在 CT 三维图像上观察更加清晰，间接征象依据分型不同而各异。

Ⅰ型：气胸或血气胸，患侧胸廓塌陷，肺组织萎缩、肺不张，心脏和纵隔向患侧移位，可伴有健侧肺部的过度充气。

Ⅱ型：纵隔、颈部皮下广泛积气，两侧肺部可无明显异常。

同时，CT 也可显示肺水肿、肺出血、挫裂伤及肋骨骨折等。

【鉴别诊断】 外伤史加上典型的 CT 表现一般可明确诊断，本病主要需与支气管异物相鉴别。支气管异物三维重建也可表现为支气管气柱的中断，以及相应节段的阻塞性肺不张，但支气管异物患者一般有呛咳的病史，无胸壁损伤及纵隔气肿和血气胸。

【重点提醒】 利用 CT 三维重建可以更好地观察支气管气柱的中断、闭塞和移位。

八、支气管异物

【病例】 患儿，女，1 岁，咳嗽 3 天，有喂食呛咳史（图 3-8）。

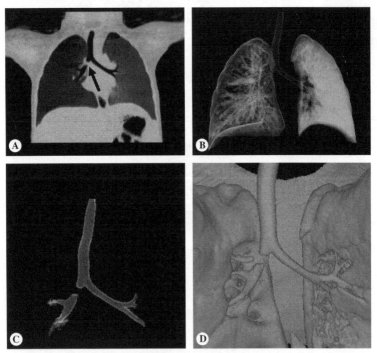

图 3-8 支气管异物

A. CT 冠状位显示右主支气管内异物（黑箭）；B ～ D. 三维重建显示右侧阻塞性肺气肿、右肺上叶支气管开口处含气不连续（扫封底二维码见彩图 B、D）

【临床概述】 支气管异物（foreign body in bronchus）是儿童常见急症，是指外来异物进入支气管内，5 岁以下儿童多见，多发生于 1～3 岁，与小儿易激惹、咀嚼和吞咽功能不全，以及口中物体误入气道相关。按异物的性质可分为透 X 线异物和不透 X 线异物。透 X 线异物主要为植物性物质，如花生、瓜子等，易刺激呼吸道黏膜，发生充血、水肿，肉芽组织形成，加重呼吸道梗阻症状；不透 X 线异物主要为金属、塑料等，黏膜刺激症状较轻，梗阻症状可不明显。

临床表现与气道阻塞部位、程度及病程长短有关，表现为刺激性咳嗽、喘鸣及反复肺炎等。听诊可闻及气管拍击音、患侧呼吸音减低或啰音等。

【CT 表现】

（1）直接征象：表现为气管腔内不同形状的密度增高影，特别是冠状位最小密度投影和多平面重建，异物所在位置的管腔气道中断或狭窄。仿真内镜表现为局部管腔变窄或完全闭塞，可直观显示异物影，腔内小异物也可显示。

（2）间接征象：表现为继发性阻塞性肺炎、肺不张、肺气肿等。

【鉴别诊断】 支气管异物主要需与支气管内肉芽肿、肿瘤、分泌物堵塞等相鉴别。支气管异物一般有比较明确的呛咳病史，但异物合并肉芽肿形成者有时与上述比较难以鉴别，纤维支气管镜下可明确诊断。

【重点提醒】 有比较明确的异物吸入史，CT 平扫、多平面重建及三维重建可显示气道中断。

（施跃全）

第三节 肺部疾病

一、先天性病变

(一)支气管肺发育不良

【病例】 患儿,男,10个月,咳嗽、全身青紫10余天,发热2天。既往史:28周早产(图3-9)。

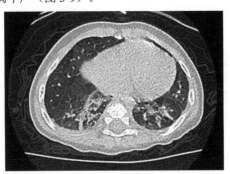

图3-9 支气管肺发育不良

胸廓塌陷,两肺支气管血管束增多、模糊毛糙,双肺透过度欠均匀,两肺背侧可见带状及索条状影

【临床概述】 支气管肺发育不良由多种因素造成,包括肺发育不成熟,高浓度氧吸入和机械通气气压伤。早产儿、低体重儿肺发育不成熟是支气管肺发育不良的重要原因。病理改变为肺泡上皮损害、细支气管黏膜坏死、鳞状化生、管腔闭塞、炎性渗出和肺纤维化、肺小动脉内膜增厚,最终导致双肺肺泡数目减少、体积增大及肺泡结构简单化。临床表现为氧依赖、青紫缺氧。

【CT表现】 早期双肺透亮度下降,呈磨玻璃样或以肺叶、肺段分布的实变影;进展期见囊泡影,呈蜂窝状,以双肺分布为其特征;慢性期见线状及网格状影,条片状实质带,胸膜增厚,为双肺间质纤维化的表现。

【鉴别诊断】　本病主要需与以下疾病鉴别。

（1）B 族溶血性链球菌肺炎：双肺实质病变为著，间质病变轻微。

（2）呼吸机相关性肺炎：外周白细胞增高，脓性分泌物多。

【重点提醒】　早产儿，吸氧史及使用呼吸机史，双肺分布粗大的网条影，出现肺实质带，胸膜有增厚。

（二）肺未发生、未发育与发育不全

【病例】　患儿，男，13 岁，脊柱侧弯（图 3-10）。

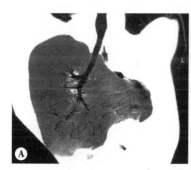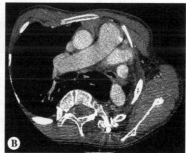

图 3-10　左肺未发生

A. 显示右肺体积增大，支气管树发育可，左侧支气管未见；B. 显示纵隔心影明显左移，心脏及大血管大部分位于左侧胸腔内。未见左肺动脉

【临床概述】

（1）肺未发生（agenesis）：是指肺实质、主支气管及各级支气管、肺血管、肺动脉完全缺如。

（2）肺未发育（aplasia）：是指有残余的盲囊样主支气管。双侧发病率相仿，常伴心血管、消化道、泌尿生殖系、骨骼畸形。临床多见一侧或一叶肺未发育。

（3）肺发育不全：表现为患肺容积小，肺泡数少而不成熟，毛细支气管分级不足，互相靠拢，肺血管细少，肺小动脉内膜增厚。

【CT 表现】

（1）肺未发生：患侧肺实质、患侧肺主支气管及各级支气管完全缺如。

（2）肺未发育：患侧肺主支气管呈盲囊由隆突长出，盲端光滑或不规则。

（3）肺发育不全：患侧肺支气管细小，分支互相聚集，末梢靠近肺表面，患侧肺血管较对侧细少。纵隔及心影向患侧移位；健侧肺结构正常，肺透光度代偿性增高，肺血管纹理增粗，可伸入纵隔形成纵隔肺疝；CT 增强扫描显示患侧肺动脉缺如或细小，健侧肺血管代偿增粗。

【鉴别诊断】 肺发育不全需与单侧透明肺综合征（Swyer-James综合征）相鉴别。单侧透明肺综合征也表现为单侧肺体积小，支气管血管束稀疏，肺野透亮度增高。不同之处为单侧透明肺综合征继发于呼吸道病毒感染，而肺发育不全为先天性疾病，常伴发其他畸形。

【重点提醒】

（1）肺未发生的患侧气管及分支、肺血管、肺组织均完全缺如。

（2）肺未发育的患侧主支气管盲端显示，肺血管及组织缺如。

（3）肺发育不全患侧支气管血管束及肺组织结构均存在。

（三）先天性肺气道畸形

【病例】 患儿，女，3 岁，胸部 X 线片提示左肺占位，进一步CT 协诊（图 3-11）。

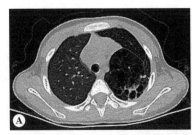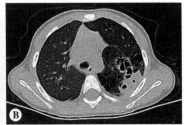

图 3-11 先天性肺气道畸形

A. 显示肺支气管血管束增多，肺透光度欠均匀，左上肺及左下肺背段肺野内可见多发囊泡影及索条影；B. 可见实变，其内多发囊泡影及气－液平面

【临床概述】　先天性肺气道畸形（congenital pulmonary airway malformation，CPAM），曾称为先天性肺囊性腺瘤样畸形，男性发病率高于女性，多数在产前或婴幼儿期被诊断。Stocker 将 CPAM 分为 5 型：0 型为气管、支气管发育不良，1 型为支气管、细支气管异常，2 型为细支气管异常，3 型为细支气管、肺泡导管病变，而 4 型为末梢腺泡异常。除 1 ~ 3 型外，0 型最少见，但通常致命，4 型位于肺周边远侧肺泡，也极少见。CPAM 的临床表现主要取决于病灶大小、数量、部位，以及是否压迫周围支气管或肺组织产生相应的症状或体征等。若病灶较小，出生后常无临床症状，大多数可有非特异性的呼吸道症状，包括发热、咳嗽、进行性呼吸困难、发绀或咯血等。

【CT 表现】　本病根据 CT 最大囊直径分为大囊型（囊径＞2cm）、小囊型（囊径≤ 2cm）及实性型。

（1）大囊型：表现为一个或多个大小不等的薄壁囊腔，含气和（或）液，周围可见多发含气小囊肿。

（2）小囊型：由多个直径 1 ~ 2cm 的薄壁小囊组成，类似蜂窝状改变。

（3）实性型：表现为较致密的实性肿块。

【鉴别诊断】　本病主要需与以下疾病鉴别。

（1）肺隔离症：根据病变供血动脉来自体循环可予以鉴别。

（2）膈疝：与 CPAM 在影像学上均可见局部多发不规则含气囊影，但患侧膈影消失，囊腔为含气肠管，必要时可行增强 CT 协助诊断。

（3）先天性肺囊肿：CPAM 边缘不规则，周围肺野结构紊乱，而先天性肺囊肿经常位于肺中部 1/3 处，边缘清晰，周围肺野结构正常。

（4）囊性胸膜肺母细胞瘤：与 4 型 CPAM 在影像学上难以鉴别。

【重点提醒】

（1）肺内大小不等薄壁囊腔，病变区可见条片状、索条状软组织影。邻近肺野支气管血管束走行略紊乱，病变区胸膜不均匀增厚。

（2）增强扫描后病变区可见肺动脉分支供血和肺静脉引流，无体动脉分支血管影供血。

（四）先天性大叶性肺气肿

【病例】　　患儿，男，16天，出生后气促（图3-12）。

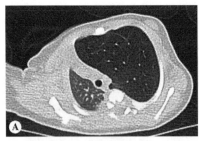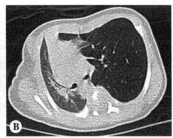

图 3-12　先天性大叶性肺气肿

左侧胸廓膨隆，肋间隙增宽，左肺体积增大，肺纹理纤细，走行可，左上肺呈气肿改变，透光度增强，心脏大血管、气管及食管右移

【临床概述】　　先天性大叶性肺气肿又称婴儿大叶性肺气肿，是指肺叶的过度充气和过度膨胀。多认为与支气管软骨的发育不良或缺如、黏膜增生、分泌物阻塞、异常血管和肿瘤的压迫有关，也有半数病例病因不明。上述诸多因素导致支气管形成活瓣样结构，吸气顺利，呼气受限，气肿形成。病理上分为肺泡增多型、过度充气型、发育不全型及肺泡结构不良型。患儿于出生后不久呈现进行性呼吸困难和发绀，或反复的呼吸道感染。大多数患儿于出生后6个月内发病，4～8周的婴儿更常见，男孩多见。最常见的合并畸形为先天性心脏病。

【CT 表现】　　本病按大叶分布肺气肿病变：左上叶最多见，其次分别为右中叶及右上叶，下叶受累罕见，少数多叶受累或呈双侧分布。病变区内肺血管影纤细，走行分布正常，相应肺叶膨大，透光度增高，纵隔心影向健侧移位。

【鉴别诊断】　　本病主要需与以下疾病鉴别。

（1）继发性肺气肿：支气管内异物、占位或支气管外异常结构压迫支气管，使支气管管腔狭窄引起继发性肺气肿，不存在气管软骨发育不良或缺如，当临床压迫或阻塞解除后，大叶性肺气肿征象可缓解消失。

（2）支气管闭锁：可有局部的肺过度通气和空气滞留，但在阻塞支气管段的远端可见黏液栓，此为主要鉴别点。

【重点提醒】

（1）反复呼吸道感染病史，部分患儿伴有胸廓畸形病史。

（2）以肺叶为单位的肺容积增大，透光度增高，支气管血管束纤细。

（五）肺隔离症

【病例】　患儿，男，4 个月，发现左下肺占位（图 3-13）。

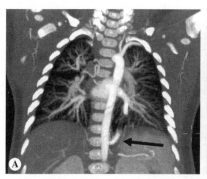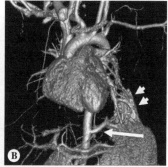

图 3-13　肺隔离症

A. 最大密度投影显示左下肺静脉增粗，腹主动脉可见一粗大分支供应左下肺组织（黑箭）；B. 三维重建显示左下肺实变（短白箭），为隔离肺组织，腹主动脉分支供血（长白箭）（扫封底二维码见彩图）

【临床概述】　肺隔离症是最常见的先天性肺发育畸形之一，为发育不全、无呼吸功能肺组织，与支气管及其分支无正常交通，接受体循环异常动脉供血，通过体循环或肺静脉引流。

根据与正常肺有无共同脏胸膜覆盖分为叶内型及叶外型。叶内型者多见，多见于较大龄儿童，表现为自幼反复呼吸道感染，少数咳脓痰，咯血者少见。叶外型者男性多见，可因新生儿期呼吸道症状就诊或无症状偶然发现，易合并其他系统畸形，尤其是发育异常，如膈膨升、膈疝等。

【CT表现】 本病叶内型可表现为多发含气囊腔，合并实变为主，实性肿块伴周围肺组织低密度区，或仅表现为局部肺血管增多、增粗。叶外型因有单独胸膜包裹多表现为实性肿块。增强 CT 结合重建技术可显示异常体循环供血动脉起源、数目及走行，多起自降主动脉及其分支，也有起自肋间动脉、冠状动脉的个例报道。叶内型异常体动脉多为单支，叶外型可发现多支且较细的异常动脉。叶内型多为肺静脉回流，而叶外型则通过体循环静脉回流。

【鉴别诊断】 本病主要需与以下疾病鉴别。

（1）肺囊肿：多为单发囊性病变，壁光滑。

（2）横膈疝：疝入胸部的胃及肠管呈囊泡样改变，有时可见黏膜样皱襞，或向腹部延伸，消化道造影检查即可明确诊断。

（3）肠源性囊肿：右下肺肿块样肺隔离症需与肠源性囊肿相鉴别，两者均位于脊柱旁，有占位效应并可使食管移位，肠源性囊肿常伴脊柱畸形，可协助鉴别。

【重点提醒】

（1）肺内囊性病变，周围肺纹理紊乱。

（2）增强后可见体动脉分支血管进入病变区。

二、感染性炎症性疾病

（一）金黄色葡萄球菌肺炎

【病例】 患儿，男，7 岁，发热、咳嗽伴胸痛、左下肢疼痛 7 天（图 3-14）。

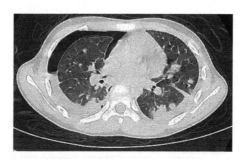

图 3-14 金黄色葡萄球菌肺炎

两肺多发随机分布斑片影，外带明显，部分贴近胸膜，右侧可见气胸，双侧可见胸腔积液

【临床概述】 金黄色葡萄球菌肺炎（staphylococcal pneumonia）是由革兰氏染色阳性、凝固酶阳性的金黄色葡萄球菌引起，常以细支气管为中心，以肺小叶为病变单位。支气管源性金黄色葡萄球菌肺炎，即原发性金黄色葡萄球菌肺炎，主要见于 1 岁以下的婴儿和新生儿，开始于支气管、毛细支气管。血源性金黄色葡萄球菌肺炎，又称继发性金黄色葡萄球菌肺炎，见于各年龄组。病变进展迅速，最早可在病程第 2 ～ 4 天液化成脓肿。临床多有不规则高热、咳嗽、喘憋、猩红热样皮疹。中毒症状明显。

【CT 表现】 金黄色葡萄球菌肺炎以实质病变为主。支气管源性病变趋于肺段或肺叶分布，多见于右上叶；血源性病变以近胸膜下肺野分布为主。发病早期即可出现液化、坏死，空洞形成。胸膜病变出现较早并较重，常有胸膜增厚、脓胸及脓气胸。

【鉴别诊断】 本病需与以下疾病鉴别。

（1）支原体肺炎：多见于学龄期儿童，早期以节段性实变为主。

（2）肺结核：金黄色葡萄球菌肺炎需注意与原发性肺结核相鉴别，注意肺门有无肿大淋巴结。

（3）肺炎链球菌肺炎：坏死不明显，可出现胸腔积液。

【重点提醒】 金黄色葡萄球菌肺炎常伴脓胸或脓气胸，化脓性心包炎，脓肿累及胸壁可致肋骨骨髓炎。

（二）肺炎链球菌肺炎

【病例】 患儿，女，7 岁，发热 4 天，咳嗽、气促伴精神反应差 3 天（图 3-15）。

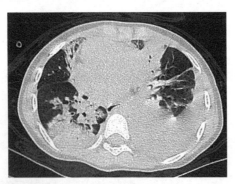

图 3-15 肺炎链球菌肺炎

两肺多发大片实变影，其内可见支气管充气征，左肺背侧可见胸腔积液，纵隔心影右移

【临床概述】 肺炎链球菌肺炎致病菌为革兰氏染色阳性的肺炎链球菌（又称肺炎球菌），是 5 岁以下儿童较常见的细菌性肺炎。本病一年四季均可发病，但以冬春季气候骤变时发病较多。患儿早期有短暂轻微的上呼吸道感染症状，呼吸时胸痛，寒战，高热，面色潮红或发绀。多在 2～3 天后出现肺实变体征。

【CT 表现】 本病肺内以实质病变为主。肺内支气管血管束增粗、模糊，可见沿支气管血管束走行的淡薄絮片影，病情进展，年长患儿可见大叶性或节段性肺实变，其内可见支气管充气征。可伴有胸腔积液。

【鉴别诊断】 本病主要需与以下疾病鉴别。

（1）腺病毒肺炎：多发散在、大片融合病变，胸腔积液少。

（2）支原体肺炎：均为沿支气管血管束分布的斑片影或以肺叶、

肺节段分布的实变斑片影，支原体肺炎胸腔积液较少，间质病变较显著，可发生坏死。

（3）金黄色葡萄球菌肺炎：早期即出现液化坏死灶，胸膜增厚，包裹性脓胸，脓气胸。

【重点提醒】　幼儿患肺炎链球菌肺炎，肺实变，肺内可见支气管充气征，伴有胸腔积液。

（三）腺病毒肺炎

【病例】　患儿，女，5 个月，咳嗽伴喘息 11 天加重，伴发热 7 天（图 3-16）。

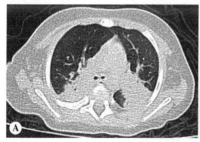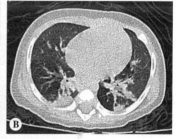

图 3-16　腺病毒肺炎

A. 显示双侧胸廓饱满，两肺透光度不均匀，两肺背侧可见大片实变，其内少许支气管充气征；B. 可见马赛克灌注征，双肺背侧多发斑片影，部分病灶融合

【临床概述】　腺病毒肺炎在小儿肺炎中占 5% ～ 9%，主要由腺病毒Ⅲ、Ⅳ型引起。本病多见于 4 个月至 2 岁儿童，4 岁以上儿童少见。多为冬春季发病，发病急骤，可有 40℃以上高热，持续 6 ～ 14 天，伴精神萎靡、嗜睡、呼吸困难，喘憋重，呈梗阻性呼吸，以发病 7 ～ 14 天最明显，此时啰音增多，出现肺实变体征，半数患儿伴腹泻，重症病例可有心力衰竭，病死率 3% ～ 8%。2 周后进入恢复期。本病可继发于细菌感染，或其他病毒感染。

【CT 表现】　本病患儿双肺过度充气或气肿改变，病变初期双肺纹理粗重，支气管管壁明显增厚，之后肺野内出现散在斑片影，呈多发散在分布，疾病进展会有大片融合、实变，密度较高，以两肺中内带为主，呈向心性分布，少数患儿出现纵隔气肿或气胸。胸膜病变轻或无。

【鉴别诊断】 本病主要需与以下疾病鉴别。

（1）肺炎链球菌肺炎：无特定的好发年龄，以大叶性肺炎多见，肺内实变起始处常贴近胸膜及叶间裂处，常伴胸膜病变。

（2）金黄色葡萄球菌肺炎：病变早期即可出现坏死、空洞，并且胸膜病变重，易出现包裹性胸腔积液，而腺病毒肺炎无坏死、液化空洞形成，胸膜病变轻。

（3）支原体肺炎：患儿的发病年龄较大，呈大叶性实变或节段性分布斑片影，可有坏死。

【重点提醒】 本病病变特点可概括为"四多"，即肺纹理多、肺气肿多、大病灶多、融合病灶多；"三少"，即圆形病灶少、肺大疱少及胸腔积液少，"两一致"，即X线表现和临床轻重病程一致。

（四）肺炎支原体肺炎

【病例】 患儿，男，8岁，发热咳嗽10天（图3-17）。

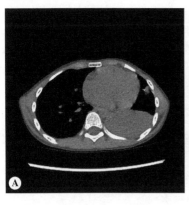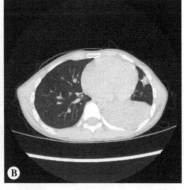

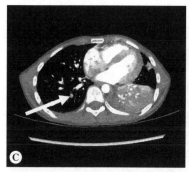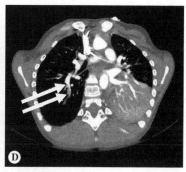

图 3-17 肺炎支原体肺炎

A. 肺窗显示左肺下叶可见实变；B. 肺窗显示其内未见支气管充气相，左肺舌叶少许小斑片影；C. 增强扫描显示右肺下叶后基底段血管内可见充盈缺损（白箭）；D. 多平面重组斜冠状位显示右肺下叶后基底段血管内条状充盈缺损（白箭），为血栓

【临床概述】　肺炎支原体肺炎由肺炎支原体引起。常年发病，以秋冬之交最多。3～5岁及以上儿童发病率最高。本病以发热（38～40℃）、干咳、肺部体征少为特点。冷凝试验、支原体抗体阳性有助于诊断。

【CT 表现】　本病轻者为沿支气管血管束分布的斑片影，支气管管壁增厚。重者出现节段性或大叶性实变，并有支气管充气征。病变进展，实变病灶内可出现坏死，增强扫描后实变病灶内可见无强化坏死区，并可见肺血管栓子形成。病变可伴肺门及纵隔淋巴结大、胸腔积液。

【鉴别诊断】　本病主要需与以下疾病鉴别。

（1）原发性肺结核：其纵隔、肺门或双腋下淋巴结明显增大，可有钙化，而肺炎支原体肺炎的淋巴结病变较轻，无钙化。

（2）金黄色葡萄球菌肺炎：表现为斑片状、节段性或结节影，但坏死、液化和胸膜病变出现早，并且胸膜病变较重。

（3）过敏性肺炎：临床喘憋重，血中嗜酸性粒细胞增高，影像

71

学表现为较为弥漫的磨玻璃状影及小叶中央结节，脱离过敏原后临床喘憋和影像学异常均较快恢复。

【重点提醒】　支原体肺炎容易合并肺动脉、肺静脉血栓，且可与肺内病变位置不一致，注意行肺动脉期检查，仔细寻找有无栓子。

（五）原发性肺结核

【病例】　患儿，男，17 个月，间断发热 10 天（图 3-18）。

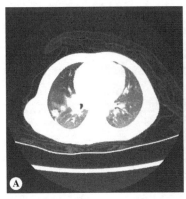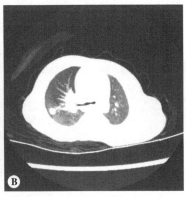

图 3-18　原发性肺结核

A. 显示右肺上叶外带可见结节灶，周围胸膜增厚；B. 多平面重组斜横轴位显示肺门增宽，肺门与结节灶之间可见条索状影

【临床概述】　肺结核包括原发性肺结核和继发性肺结核。原发性肺结核是儿童肺结核最常见的类型，多见于未接种过卡介苗的儿童。原发综合征是指肺内原发灶、淋巴管炎及肿大的肺门淋巴结形成"哑铃状"表现。原发灶是结核分枝杆菌被吸入肺后所引起的病灶。肺门肿大淋巴结和原发灶之间可有条索状影相连，为淋巴管炎。其余表现为继发性肺结核，可表现为粟粒性肺结核、干酪样肺炎等。

【CT 表现】　原发性肺结核可表现为肺内原发灶，右侧多于左侧，上叶多于下叶，好发于胸膜下，可单发或多发，形态各异，可呈小叶状、云絮状、团片状及结节状。原发灶周围可有炎性渗出；同侧肺门淋巴结肿大,可见钙化,甚至坏死。病变可进一步累及对侧肺门淋巴结。增强扫描后可有环形强化;结核性淋巴管炎,表现为原发灶与淋巴结之间的一条或数条粗糙且模糊的条索状阴影;原发灶邻近胸膜可受累,形成胸膜炎。

【鉴别诊断】　本病需与以下疾病鉴别。

(1)病毒性及支原体肺炎:无明显的淋巴结肿大或仅轻度淋巴结肿大,无钙化。

(2)金黄色葡萄球菌肺炎:病情进展快,疾病初始即出现大片的坏死,脓腔形成。

(3)侵袭性肺曲霉病:实质结节周围呈磨玻璃样"晕征"及"空气新月征"对于该病的诊断有一定意义。

【重点提醒】　肺内原发病灶、淋巴管炎及肿大的肺门淋巴结形成"哑铃状"表现。

(六)侵袭性肺曲霉病

【病例】　患儿,女,6 岁,急性淋巴细胞白血病化疗后,发热(图 3-19)。

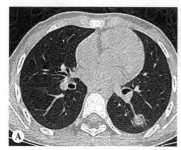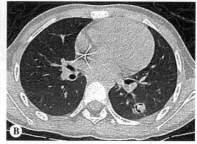

图 3-19　侵袭性肺曲霉病

A. 显示左肺下叶沿支气管走行分布的结节影,边缘可见"晕征";B. 1 周后复查,显示结节内出现空洞,可见"空气新月征"

【临床概述】　侵袭性肺曲霉病主要由烟曲霉菌引起。侵袭性肺曲霉病属于机遇性感染,免疫功能低下小儿比较多见,且发病率有增高的趋势，病死率高。大量病菌侵入肺内，引起肺组织炎症，且有侵蚀血管引起全身播散的倾向，全身症状重。

【CT 表现】 本病发病初期双肺野呈单发及多发结节影，结节周边可见"晕征"。肺内实变多为以胸膜为基底的楔形改变，类似梗死。增强后 50% 的结节内部强化减低，考虑由梗死所致。疾病进展后，梗死的肺组织与邻近的肺组织脱离，形成"空气新月征"。

【重点提醒】 本病易感人群为免疫缺陷患儿，如中性粒细胞减少患儿、移植术患儿、危重症患儿、接受化疗和使用激素的患儿。病变初期双肺野单发及多发结节影，结节周边可见"晕征"。疾病进展，梗死的肺组织与邻近的肺组织脱离，形成"空气新月征"。

（七）肺孢子菌肺炎

【病例】 患儿，女，13 岁，患肾病综合征，长期口服激素和免疫抑制剂。突发咳嗽、发绀及发热（图 3-20）。

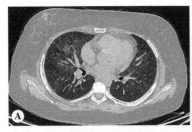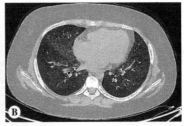

图 3-20 肺孢子菌肺炎

显示两肺弥漫透光度略减低，可见磨玻璃样淡片影、网格影，其内可见支气管充气征，右侧叶间胸膜厚

【临床概述】 肺孢子菌肺炎（*pneumocystis carinii* pneumonia，PCP）属于真菌性肺炎。肺孢子菌分布广泛，可寄生于健康人体和多种动物。肺孢子菌肺炎可为内源性感染，也可能是外源性感染，是一种严重的呼吸系统机会性感染。临床表现为突然高热、干咳、呼吸急促、窘迫、发绀、低氧血症，但无二氧化碳潴留。肺部体征少。肺孢子菌肺炎高危人群包括以下五类：①早产儿和新生儿；②先天

免疫缺损或继发性免疫力低下的患儿；③恶性肿瘤如白血病、淋巴瘤病患儿；④器官移植接受免疫抑制剂治疗的患儿；⑤获得性免疫缺陷综合征（AIDS）患儿。

【CT表现】　病变呈对称分布并向心性分布，可见"碎路石征"。肺尖与肋膈窦常不受累。病变可伴有肺气肿或含气囊泡影，囊泡形态不规则，囊壁较薄，囊壁破裂可致气胸。不伴纵隔、肺门淋巴结增大。

【鉴别诊断】

（1）肺水肿：蝶翼状对称分布间实质改变，内重外轻，心影可增大。

（2）肺出血性疾病：散在分布，非对称分布及向心性分布，临床有咯血表现。

【重点提醒】　注意免疫力低下等危险人群出现突然高热、呼吸急促等症状，CT表现为弥漫性透光度减低及肺内间实质改变。

三、其 他 疾 病

（一）特发性肺含铁血黄素沉着症

【病例】　患者，女，17岁，反复贫血5年（图3-21）。

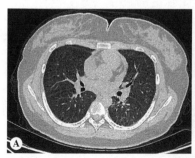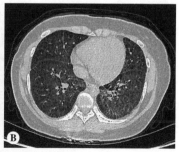

图3-21　特发性肺含铁血黄素沉着症
双肺透光度减低，肺野内散在淡薄磨玻璃样阴影及片絮状影，伴有网状小叶间隔增厚及支气管管壁增厚，两肺背侧少许囊泡影

【临床概述】 特发性肺含铁血黄素沉着症（idiopathic pulmonary hemosiderosis，IPH）可能是由免疫反应引起的肺泡毛细血管出血性疾病。多次反复或大量出血可导致含铁血黄素在肺部沉着，继而引起异物反应，部分患儿发展为肺间质纤维性变。临床表现为反复发作性缺铁性贫血、发热、咳喘、痰中带血，可在胃液或痰中找到含铁巨噬细胞。

【CT 表现】 两肺散在磨玻璃样、斑片状阴影，部分融合成片，边界模糊，非对称性弥漫分布。病程较长时，可伴有小叶间隔增厚的网格影，纤维结节影，支气管管壁增厚，牵拉性支气管变形、扩张，囊泡影，严重者可见蜂窝状囊泡影。还可有纵隔、肺门区淋巴结肿大（淋巴结出血、水肿、淋巴滤泡增生）、胸膜增厚，以及心影增大。

【鉴别诊断】 急性期 IPH 需与支气管肺炎鉴别，IPH 为散在随机分布斑片影，临床表现有咯血、贫血。亚急性期 IPH 影像学表现为含气囊腔形成时，需与侵袭性肺曲霉病、原发性肺结核、金黄色葡萄球菌肺炎、朗格汉斯细胞组织细胞增生症相鉴别，这些疾病临床均有发热病史。晚期 IPH 需与包括朗格汉斯细胞组织细胞增生症在内的很多间质性肺疾病相鉴别，IPH 患儿临床常反复发生肺出血，常伴有明确的咯血、贫血病史，很容易进行鉴别。

【重点提醒】 IPH 是慢性反复发作性疾病，因此大部分病例的肺内病变呈现出各时期的影像学征象混杂存在，这是 IPH 影像学的一个重要特点。

（二）闭塞性细支气管炎

【病例】 患儿，男，6 岁，3 年前患支原体肺炎，之后间断喘息（图 3-22）。

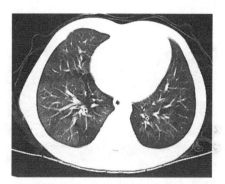

图 3-22　闭塞性细支气管炎

胸廓呈桶状，多发支气管壁增厚，两肺透光度不均匀增高，可见马赛克灌注征

【临床概述】　闭塞性细支气管炎（bronchiolitis obliterans，BO）是由黏膜下肉芽组织或纤维化组织造成的部分或完全的 3mm 以下的细支气管或肺泡小管的狭窄或闭塞，是气道上皮损伤继发上皮再生和瘢痕的结果。通常合并大气道的扩张和炎性管腔狭窄、肉芽增生和（或）纤维化。临床表现为慢性咳嗽、喘息和运动不耐受。

【CT 表现】　本病可单侧发病，也可双肺同时发病。病变肺野可见马赛克灌注征，肺血管床减少，支气管壁增厚，肺野外带支气管管腔狭窄，中心区可见部分支气管扩张。呼气相 CT 扫描可见气体滞留征，马赛克灌注征更加明显。可有残留的实变或肺不张，再次感染过程可以见到黏液栓。

【鉴别诊断】　本病需与感染性小气道病变鉴别，后者可以表现为马赛克灌注征及支气管壁增厚，但多无血管床减少，抗炎治疗后马赛克灌注征可消失。

【重点提醒】　本病患儿多有腺病毒等呼吸道感染病史，或肿瘤、自身免疫性疾病、移植治疗史。CT 表现为马赛克灌注征，支气管壁增厚和（或）支气管扩张，需注意 BO 可能。

（三）胸部外伤

【病例】 患儿，男，2 岁，车祸伤，呼吸急促（图 3-23）。

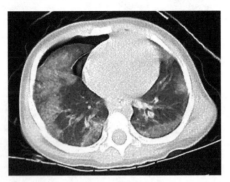

图 3-23　胸部外伤

两肺弥漫性多发片状致密影，胸壁下区域为主，右侧少量气胸

【临床概述】 胸部外伤分为穿通性创伤和非穿通性创伤。创伤可为单纯或联合外伤，小儿以闭合性外伤较多，由于撞击、挤压、爆裂、气浪冲击等原因，胸内压力骤变，导致肺、小支气管、血管挫裂伤，可伴或无胸部其他组织器官损伤。临床表现为胸痛、咯血。

【CT 表现】 本病患儿双肺呈磨玻璃样、斑片状高密度影，甚至大片实变，病变不按肺节段分布。肺实质损伤时，支气管及肺内的出血可堵塞呼吸道，引起阻塞性肺不张，常按肺段分布。外伤所致肺组织撕裂时，肺野内线状间质积气，重者在肺内大片状出血区见薄壁球形肺气瘤，可含或不含液平面，分叶或不分叶，充填渗血时则形成血肿。肺撕裂伤患儿常伴有气胸、血胸。

【鉴别诊断】 本病因有明确的外伤史，诊断一般不难。需要与支气管肺炎相鉴别。

【重点提醒】 注意闭合性创伤病史。

（四）胸膜肺母细胞瘤

【病例】 患儿，男，2 岁，间歇性发热 1 个月，发现左肺占位

（图 3-24）。

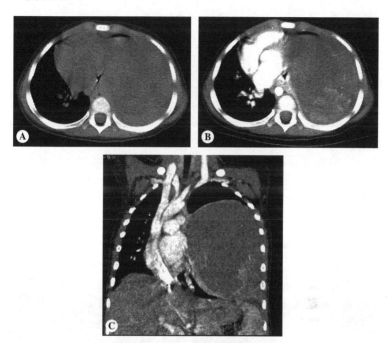

图 3-24 胸膜肺母细胞瘤

A. CT 平扫显示左侧胸腔内混杂密度占位性病变，纵隔心影右移；B. 增强扫描示病变内实性部分明显强化，并可见小血管影；C. 多平面重组斜冠状位显示左侧胸腔内巨大占位，紧贴胸膜

【临床概述】 胸膜肺母细胞瘤（pleuropulmonary blastoma, PPB）含间质和上皮成分，但主要为间质肉瘤样改变及肺胚胎性结构。Dehner 将 PPB 分为 3 型：Ⅰ 型为单纯囊性改变；Ⅱ 型为囊实性改变；Ⅲ 型为实性肿块，恶性程度依次增高。该肿瘤多见于 6 岁以下儿童，无性别差异。初诊时有发热、咳嗽、咯血、呼吸困难或胸痛等症状。

【CT 表现】 Ⅰ 型可表现为单纯肺内囊性病变。Ⅱ 型表现为肺野内囊性病变，多分隔，分隔可见巨大软组织密度结节，边界清晰。

增强扫描后瘤灶实性部分强化。Ⅲ型为实性肿块，少见。病变常伴胸腔积液，易发生肺外转移，最易发生中枢神经系统转移、骨转移等。

胸膜肺母细胞瘤在婴儿主要表现为囊性肿瘤，一般经过 2 ～ 4 年进展成囊实性，然后形成全部实性肿瘤。瘤灶实性成分越多，恶性程度越高。

【鉴别诊断】　本病主要需与以下疾病鉴别。

（1）肺囊肿：与Ⅰ型 PPB 无法经 CT 鉴别，依赖病理或随诊。

（2）先天性肺气道畸形：PPB 恶性程度高，实性部分可见强化，常合并血性胸腔积液，引起相应呼吸道症状。先天性肺气道畸形一般偶然发现或以感染起病。

【重点提醒】　PPB 以血性胸腔积液就诊，可见实性包块，需注意 PPB 可能。

（五）漏斗胸

【病例】　患儿，男，6 岁，出生后胸骨凹陷明显（图 3-25）。

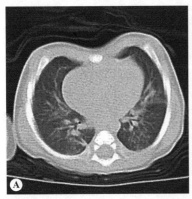 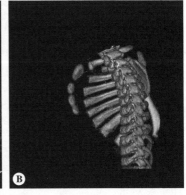

图 3-25　漏斗胸

A. CT 横断位显示胸骨凹陷，左右胸廓不对称，心脏受压；B. 三维重建清晰显示胸骨末端向内凹陷（扫封底二维码见彩图）

【临床概述】　漏斗胸（pectus excavatum）是儿童最常见的前胸

壁先天性畸形，为胸骨、部分肋骨及肋软骨向脊柱方向的漏斗状凹陷。病因尚不明确。轻微漏斗胸可无症状，严重者因心肺受压可出现循环及呼吸系统症状，表现为反复的呼吸道感染、咳嗽、发热，以及活动后呼吸困难、心悸、胸痛等循环缺血症状。漏斗胸患儿常合并脊柱侧弯、肌营养不良、特纳综合征、马方综合征及肺发育不良等疾病。

【CT 表现】 本病 CT 横断位可见胸骨剑突向内凹陷，相应水平胸廓前后径明显变小，严重者心脏受压、心轴旋转，两侧胸廓形态可不对称。MSCT 三维重建技术可直观地显示胸骨、肋骨的大体形态，展示胸廓畸形全貌，能清晰地显示下陷的前胸壁与心脏及肺部的解剖情况、观察心脏及肺部的受压程度及并发症，并可清晰地显示脊柱畸形等合并畸形改变。通过 CT 测量 Haller 指数及心脏旋转角度等数值，可以对胸廓的畸形程度进行准确评价，对畸形进行分型，并可以指导手术的入路和进行术前术后疗效评价。

【鉴别诊断】 本病需与扁平胸鉴别，后者胸廓扁平，Haller 指数增大，胸骨、部分肋骨及肋软骨向脊柱方向移位，但无明显凹陷。

【重点提醒】 本病前胸壁下凹呈漏斗样改变为其典型外观，MSCT 三维重建可准确评价该病，注意有无肺内疾病及其他并发症。

（六）纵隔脓肿

【病例】 患儿，男，5 个月，发热咳嗽 6 天，逐渐出现呼吸困难（图 3-26）。

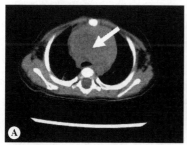
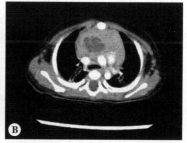

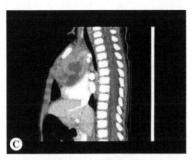

图 3-26　纵隔脓肿

A. CT 轴位平扫示前纵隔较大不均匀软组织密度影，中心密度较低（白箭），与周围结构分界欠清；B. 轴位增强扫描示病灶周围强化，内部液性低密度影未见强化，液性低密度边缘呈环状明显强化（脓肿壁）；C. 矢状位增强示病灶呈多房囊性

【临床概述】　　纵隔脓肿（mediastinal abscess）是由于各种原因导致细菌侵入纵隔组织而引起的结缔组织化脓性感染，病因主要包括下述几项。

（1）胸外感染引起下行性纵隔炎，继而引发纵隔脓肿。

（2）食管破裂、食管异物及食管穿透性损伤。

（3）气管、支气管异物及穿透性损伤。

（4）原发性纵隔感染。最常见的是颌面部及颈部的感染灶病原体下行播散至纵隔。儿童纵隔脓肿通常起病隐匿、症状不典型，临床常表现为发热、胸部疼痛或不适、呼吸困难等，因其病因复杂，容易漏诊、误诊。纵隔脓肿患儿通常感染较重，病程凶险，明确诊断对于疾病的治疗及预后意义重大。

【CT 表现】

（1）CT 平扫可见纵隔增宽，见类圆形或不规则边缘模糊的软组织密度影，其内可因脓腔形成而 CT 值略高于水而低于周围实质。

（2）增强扫描后脓液无强化，脓肿壁可呈环状强化，脓腔可呈多房囊性。

（3）部分病例可见纵隔含气征，多表现为脓腔内多发气泡或气－液平面。

【鉴别诊断】 部分纵隔脓肿需与纵隔淋巴瘤相鉴别，应结合临床表现、感染史及实验室检查综合分析，CT 平扫纵隔含气征及增强扫描发现脓腔形成对于两者鉴别具有重要意义。

【重点提醒】 纵隔脓肿多为继发性感染，因此原发病的诊断尤为关键。CT 特征性表现为厚壁肿块，增强扫描后脓肿壁强化，脓液无强化，其内可出现气泡影或气－液平面。

（王 蓓 于 彤 王 岩 张 宏 林开武 李 杨）

第四章

儿童心血管 CT 诊断

第一节 CT在儿童心血管系统
疾病诊断中的应用

一、儿童心血管系统疾病现状

儿童心血管系统疾病主要包括先天性心脏病、川崎病、心律失常、心肌炎、心肌病、心力衰竭、血管迷走性晕厥等，其中以先天性心脏病最为常见，也是新生儿死亡的首要原因，其发病率为8‰～12‰。先天性心脏病具有多样性及复杂性病理学特征，常伴有心内结构、心外大血管畸形，并可引起相应的血流动力学改变。复杂型先天性心脏病诊断困难。

二、心血管系统 CT 的应用进展

超声心动图、心脏 CT 及心脏 MR 已经成为先天性心脏病主要的非创伤性的检查方法。

从 1972 年第一台 CT 机面世以来，CT 技术得到不断发展。单层螺旋 CT 由于球管旋转速度较慢，Z 轴覆盖范围较窄，在心脏血管等动态器官的成像应用中受到限制。目前高端 CT（多层螺旋 CT 及双源 CT）拥有高空间和时间分辨率、高图像对比度和低剂量扫描等优势，能在一次心动周期内捕获图像，实现自由呼吸和快心率状态

下的高质量无伪影图像。高端 CT 配备有低剂量扫描方案，扫描时间极短，已广泛应用于儿童心血管系统疾病的诊断。

高空间分辨率的 CT 轴向图像能清晰显示心脏大血管解剖结构，还可以借助后处理技术进行多平面重建、最大密度投影法、表面阴影遮盖法、容积再现、仿真内镜等后重建，能提供心脏整体的概貌，直观观察心外大血管的空间位置，有助于复杂儿童心血管系统疾病的诊断。

目前高端 CT 不仅能准确显示儿童心血管系统的解剖结构异常，还可以对心脏功能进行定量评价。高端 CT 主要采用回顾性心电门控扫描，该方法可以在一次扫描中获取整个心动周期的信息。在扫描时同步采集心电数据并进行全期相重建，采集后的图像传入工作站，利用心脏成像分析软件勾画出收缩期末和舒张期末的心腔心内膜与心外膜的边界，得出心室收缩期末和舒张期末容积、每搏输出量和射血分数等心功能指标。另外，还可以进行 CT 心肌灌注成像及延迟强化、细胞外容积测量等，为有心脏 MR 禁忌证的患者提供了一种有效的非侵入性的心肌组织特征评估方法。

综上所述，随着 CT 技术的不断发展，CT 在儿童心血管疾病诊断中的应用也日趋广泛，将为临床诊断提供更全面、更有价值的信息。

（钟玉敏　李　洋　宋修峰）

第二节　心血管疾病

一、动脉导管未闭

【病例】　患儿，男，1岁2个月，出生后6个月体检时发现心脏杂音，之后数月内发生两次肺炎（图4-1）。

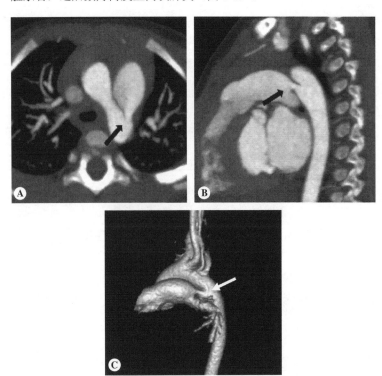

图 4-1　动脉导管未闭

CT横断位（图A，黑箭）及矢状位（图B，黑箭）最大密度投影及容积再现（图C，白箭）重组图像显示主动脉弓降部与主肺动脉之间异常连接的血管（扫封底二维码见彩图C）

【临床概述】

动脉导管未闭（patent ductus arteriosus，PDA）是指出生后动脉导管呈持续开放的病理状态。动脉导管是胎儿期肺动脉与主动脉间的生理性通道，一般出生后 3 个月仍未关闭便可判定为 PDA。PDA 占先天性心脏病的 10%～20%，早产儿发病率更高，女性婴幼儿多见，男女比例为 1：3～1：2。约 10% 的患儿合并其他心内畸形。

小的 PDA 左向右分流少，常无症状；中等大小 PDA 分流量随出生后肺血管阻力下降而增加，常表现为发育迟缓、反复呼吸道感染、心悸，听诊可闻及胸骨左缘第 2 肋间连续性机械样杂音；大的 PDA 可在出生后数周内发生心力衰竭并伴有呼吸急促、心动过速及喂养困难。

PDA 在形态上分为管型（最常见，导管内径均匀），漏斗型（主动脉端导管内径大于肺动脉端），窗型（导管粗短，似为窗样结构），哑铃型（导管中部细，两端粗）及动脉瘤型。

【CT 表现】

（1）主动脉弓降部与主肺动脉间异常连接的血管影。

（2）动脉导管较大时可观察到左心房、左心室增大及肺动脉增宽等间接征象。

【重点提醒】　观察到主动脉弓降部与肺动脉总干之间异常连接的血管是诊断要点，同时需注意有无合并其他心血管畸形。

【知识拓展】

（1）超声心动图是 PDA 的首选检查方法。

（2）CT 能够更为直观地显示 PDA 的分型，并观察是否合并其他心内结构及心外大血管畸形，极细小的 PDA 可能会漏诊。

二、血　管　环

【病例一】　患儿，男，1 岁 1 个月，胎儿期发现心脏畸形，出生后患儿常出现呼吸时喘鸣（图 4-2）。

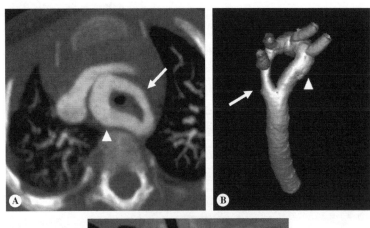

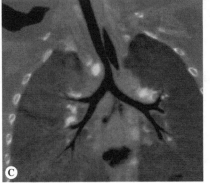

图 4-2　双主动脉弓

A、B. CT 横断位最大密度投影及容积再现重组示双主动脉弓（白箭示左主动脉弓，无尾白箭示右主动脉弓）包绕气管及食管，左主动脉弓发育偏小（扫封底二维码见彩图 B）；C. CT 冠状位最小密度投影气道重组示气管下段管腔狭窄

【病例二】　患儿，男，3 个月 15 天，胎儿期发现心脏畸形，出生后患儿家属否认反复呼吸道感染史及呼吸困难史（图 4-3）。

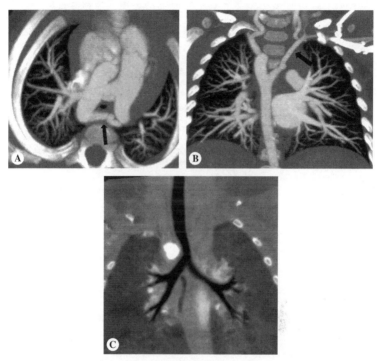

图 4-3 右位主动脉弓伴迷走左锁骨下动脉

A、B. CT 横断位、冠状位最大密度投影重组示右位主动脉弓，左侧锁骨下动脉（黑箭）自气管后方脊柱前方走向左侧，气管包绕其内；C. CT 冠状位最小密度投影气道重组示气管下段管腔狭窄

【临床概述】

（1）血管环（vascular ring）主要是由于先天性主动脉弓发育异常，使出生婴儿的主动脉弓依然残留完整或不完整的环形结构，导致包绕和压迫气管与食管。

（2）血管环中最常见的类型为双主动脉弓（double aortic arch）、右位主动脉弓伴迷走左锁骨下动脉（aberrant left subclavian artery）。

（3）血管环可完整或部分包绕气管与食管。气管及主支气管受压可引起呼吸道压迫症状、呼吸困难，易引起反复感染；食管受压可引起吞咽困难。若不伴有其他心血管畸形而仅表现为呼吸道或消化道症状，则易漏诊。

【CT 表现】

（1）双主动脉弓：在气管前方分为左右主动脉弓，右主动脉弓在右主支气管上方跨过并延伸至降主动脉，与左主动脉弓汇合形成血管环，完整地包绕气管与食管。左右主动脉弓分别发出左右颈总动脉及锁骨下动脉。

（2）右位主动脉弓伴迷走左锁骨下动脉：升主动脉正常，延续于右主动脉弓及右位降主动脉，迷走左锁骨下动脉起自右降主动脉上部、右锁骨下动脉起始部的远端，在食管后方向左走行，在左肺动脉与左锁骨下动脉之间若存在动脉导管未闭或动脉导管韧带则形成完整的血管环。

【重点提醒】 显示环绕气管及食管的异常血管为血管环最主要的诊断要点，需观察血管环的组成、血管环与气管和食管之间的关系及压迫情况。

【知识拓展】

（1）诊断血管环既需要显示血管，又需要显示气管，CT 是理想的检查手段。

（2）血管环引起临床症状的轻重与其完整程度及伴发的其他心血管畸形有关，需观察是否合并其他心血管畸形。

三、主动脉缩窄及主动脉弓离断

【病例一】 患儿，男，4 个月 12 天，孕期发现心脏结构异常至今（图 4-4）。

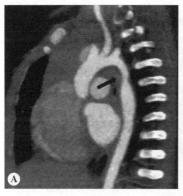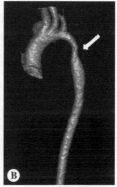

图 4-4 主动脉缩窄

CT 矢状位最大密度投影及容积再现重组示主动脉弓降部局部管腔狭窄，远端降主动脉管腔增宽（扫封底二维码见彩图 B）

【病例二】 患儿，男，1 天，胎儿期发现心脏结构异常（图 4-5）。

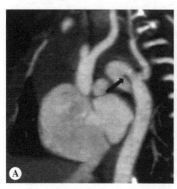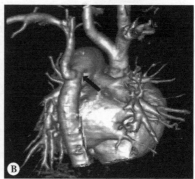

图 4-5 主动脉弓离断

CT 矢状位最大密度投影及容积再现重组示主动脉弓中断于左颈总动脉远端，粗大动脉导管未闭（黑箭）可见（扫封底二维码见彩图 B）

【临床概述】

（1）主动脉缩窄（coarctation of the aorta，CoA）是指主动脉局

限性狭窄，绝大多数发生在弓降部，即左锁骨下动脉起始点与动脉导管或导管韧带附着点之间。本病相对较常见，占先天性心脏病的5%～8%，常合并动脉导管未闭、二叶主动脉瓣畸形、室间隔缺损及二尖瓣病变等其他先天性心脏病。Anderson 认为主动脉缩窄采用导管前型、近导管型及导管后型划分较为确切。

本病患者常有上肢血压高于下肢血压，双上肢收缩压升高，双下肢股或腘动脉搏动弱。重度主动脉缩窄合并粗大的动脉导管未闭和室间隔缺损，常在婴儿期发生难以控制的肺部感染和（或）心力衰竭。

（2）主动脉弓离断（interrupted aortic arch，IAA）为升主动脉与降主动脉之间没有直接连接的先天性主动脉弓畸形，是少见的先天性心脏病，约占所有先天性心脏病的 1%。主动脉弓离断一般合并室间隔缺损、动脉导管未闭等。1959 年 Celoria 和 Patton 根据中断的部位不同将主动脉弓离断分为 3 型：A 型，中断于左锁骨下动脉起始部远端；B 型，中断于左颈总动脉与左锁骨下动脉之间；C 型，中断于无名动脉与左颈总动脉之间。主动脉弓离断患儿躯干上部（部分或全部）仍由左心室供血，躯干下部则由动脉导管经右心室供血，可出现下肢青紫。主动脉弓离断患儿的存活依赖于未闭的动脉导管，随着动脉导管的关闭和主要血管床灌注的减少病情迅速恶化，几乎所有的患儿出生后即出现呼吸困难、发绀、心力衰竭或休克。

【CT 表现】

（1）主动脉缩窄：CT 的最大密度投影图像可显示主动脉缩窄的直接征象，显示主动脉缩窄部位、程度及有无动脉导管未闭等。

（2）主动脉弓离断：CT 的最大密度投影图像可显示主动脉弓离断的直接征象，显示主动脉弓的形态、中断位置和各动脉的关系，动脉与中断部位的关系是分型的关键。

【重点提醒】　CT 显示弓降部主动脉的狭窄为主动脉缩窄的诊

断要点。CT 显示升主动脉与降主动脉之间没有直接连接为主动脉弓离断的诊断要点。

【知识拓展】

（1）主动脉弓离断需与严重的主动脉缩窄（近闭锁）相鉴别，熟练使用 CT 后处理技术有助于鉴别诊断。

（2）诊断主动脉弓离断时还要注意显示动脉导管的大小，这对主动脉弓离断的治疗，如是否需要使用药物保守治疗及手术时机的选择非常重要。

四、肺静脉异位引流

【病例一】　患儿，女，3 岁 10 个月，体检发现心脏结构异常 3 年余（图 4-6）。

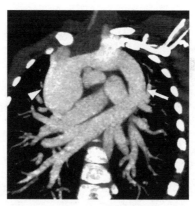

图 4-6　完全性心上型肺静脉异位引流

CT 冠状位最大密度投影重组示四支肺静脉汇合后通过左垂直静脉（白箭）入左无名静脉，最终全部回流入上腔静脉（无尾白箭），上腔静脉增宽

【病例二】　患儿，男，1 岁 3 个月，听诊发现心脏杂音 1 年余（图 4-7）。

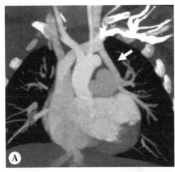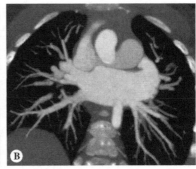

图 4-7 部分性心上型肺静脉异位引流

CT 冠状位最大密度投影重组示左上肺静脉（白箭）向上走行回流入左无名静脉，其余三支肺静脉回流正常

【病例三】 患儿，男，5 岁 1 个月，肺炎后体检发现心脏结构异常（图 4-8）。

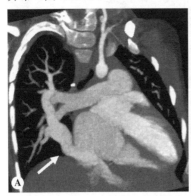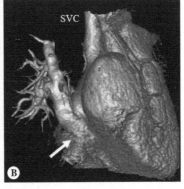

图 4-8 部分性心下型肺静脉异位引流

CT 冠状位最大密度投影及容积再现重组示右侧肺静脉汇合后回流入右心房近下腔静脉开口处（白箭）（扫封底二维码见彩图）。SVC：上腔静脉

【临床概述】

（1）肺静脉异位引流（anomalous pulmonary venous connections），是指全部或部分肺静脉直接或通过体静脉途径与右心房连接，而

不与左心房连接。全部肺静脉均直接或通过体静脉与右心房连接的称为完全性肺静脉异位引流（total anomalous pulmonary venous connection，TAPVC）；一支或几支肺静脉但并非全部肺静脉直接或通过体静脉与右心房连接的称为部分性肺静脉异位引流（partial anomalous pulmonary venous connection，PAPVC）。

（2）根据异常连接的解剖部位，1957 年 Darling 将完全性肺静脉异位引流分为心上型（最常见，引流入无名静脉、奇静脉或上腔静脉），心内型（引流入冠状静脉窦或右心房），心下型（引流入门静脉、静脉导管、肝静脉或下腔静脉，其中与门静脉相连最常见）和混合型。根据肺静脉回流有无梗阻又分为梗阻型和非梗阻型。

（3）部分性肺静脉异位引流类型也很多，常见的有右肺静脉回流至上腔静脉、右肺静脉回流至右心房、右肺静脉回流至下腔静脉、左肺静脉回流至无名静脉。其中以右肺静脉与右上腔静脉连接最常见，右肺静脉异常较左肺静脉异常常见。

（4）完全性肺静脉异位引流的肺动脉高压多出现较早且严重，右心房的混合血液必须通过房间隔缺损或卵圆孔未闭的心房水平右向左分流来维持生命，因而造成体循环血氧饱和度下降，患儿早期即出现明显发绀。梗阻型完全性肺静脉异位引流由于肺静脉回流受阻，引起肺静脉高压，导致严重肺水肿，该型患儿多于出生后数周或数月因肺水肿或缺氧而夭折。无梗阻型完全性肺静脉异位引流体征和心电图的表现与大量分流的房间隔缺损相似。部分性肺静脉异位引流血流动力学改变、临床表现和体征都与心房水平的少至中等量左向右分流相似。

【CT 表现】　CT 能很好地显示和诊断肺静脉异位引流，多角度的最大密度投影重组可显示肺静脉异位引流的直接征象，对判断肺静脉异位引流的类型和有无梗阻都很有帮助。

CT 还可清晰地显示间接征象，如右心房、右心室增大及肺动脉扩张，左心室相对较小等；也可显示伴发畸形，如房间隔缺损等。

（1）完全性肺静脉异位引流

1）心上型：显示为四支肺静脉于左心房后汇合成肺静脉总干，形成垂直静脉，于左肺动脉和左主支气管前方上行，与左无名静脉相连汇入上腔静脉至右心房。

2）心内型：共同肺静脉干通过冠状静脉窦或直接与右心房连接。

3）心下型：四支肺静脉分别连接下行的垂直静脉，于食管前方下行，穿过膈肌的食管裂孔与门静脉、静脉导管、肝静脉或下腔静脉相连。

4）混合型：肺静脉分支分别同时连接多个部位。

（2）部分性肺静脉异位引流

1）CT 显示右肺静脉与上腔静脉相连续，为最常见分型，多伴有静脉窦型房间隔缺损。右上肺静脉常引流至上腔静脉奇静脉入口处下方，右中肺静脉常引流至上腔静脉与右心房交界处，右下肺静脉异位引流少见。

2）右肺静脉回流至右心房：通常所有右肺静脉均回流入右心房，开口于右心房后壁近房间沟处，常伴有静脉窦型房间隔缺损。

3）右肺静脉回流至下腔静脉：也称弯刀综合征（scimitar syndrome），右侧肺静脉（全部或部分）于横膈附近汇入下腔静脉，房间隔通常完整。

4）左肺静脉回流至无名静脉：左上肺静脉或全部左肺静脉经垂直静脉与左无名静脉相通，常伴有继发孔型房间隔缺损。

【重点提醒】 诊断肺静脉异位引流并进行 CT 三维重组时，都应常规逐支观察全部肺静脉的连接情况，并应注意肺静脉异位引流途中有无梗阻发生。

【知识拓展】 弯刀综合征：右侧肺静脉（全部或部分）异位引流入下腔静脉时，因胸部 X 线片显示异位引流的肺静脉形似土耳其弯刀而得名，常伴有右肺发育不良、右肺动脉发育不良、马蹄肺等异常。

五、法洛四联症

【病例】 患儿，女，9 个月，听诊发现心脏杂音 5 个月（图 4-9）。

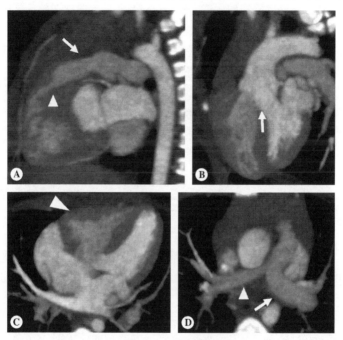

图 4-9 **法洛四联症**

A. CT 矢状位最大密度投影（MIP）重组示肺动脉瓣环增厚、直径偏小（白箭），右心室流出道狭窄（无尾白箭）；B. 左前斜位 MIP 重组示主动脉骑跨于室间隔上，并见主动脉瓣下连接不良型室间隔缺损（白箭）；C. 四腔心层面 MIP 重组示右心室壁肥厚（无尾白箭），左心室发育可；D. 横断位 MIP 重组示右肺动脉发育小（无尾白箭），左肺动脉发育可（白箭）

【临床概述】 法洛四联症（tetralogy of Fallot，TOF）是一种常见的发绀型先天性心脏病，发病率占先天性心脏病的 12%～14%。1888 年 Fallot 详细描述了此症的四种病理特点，即肺动脉狭窄、室间隔缺损、主动脉骑跨和右心室肥厚。其中肺动脉狭窄及室间隔缺损是基本病变，主动脉骑跨和右心室肥厚是继发改变。由于右心室流出道梗阻导致部分右心室血流经主动脉进入体循环，从而导致发绀，通过室间隔缺损的血流方向与血流量由肺动脉狭窄的程度所决定。患儿主要表现为不同程度的口唇及皮肤发绀，活动后加重；患儿喜蹲踞，可出现典型的杵状指（趾）；胸骨左缘第 2 ～ 4 肋间可闻及收缩期杂音，第二心音减弱。

【CT 表现】

（1）肺动脉狭窄：包括肺动脉瓣、瓣上及瓣下流出道各个水平的狭窄，CT 需观察肺动脉瓣的增厚程度，同时观察肺动脉总干、左右肺动脉及外周肺动脉的发育情况。

（2）室间隔缺损：由移位的漏斗部间隔与肌部间隔不能相连所致，常称为连接不良型室间隔缺损，80% 以上为膜周型室间隔缺损，CT 表现为主动脉瓣下膜周部室间隔连续性中断。

（3）主动脉骑跨：主动脉向右前移位骑跨于左右心室之上。

（4）右心室肥厚：心室层面可显示右心室壁增厚，肌小梁肥大。

（5）伴发畸形：冠状动脉畸形、侧支循环的产生、右位主动脉弓等。

【重点提醒】 CT 可对此症的四种病理特点作出正确诊断，尤其是对于肺动脉发育及狭窄部位、程度可作出准确评估。CT 也可显示有无单支冠状动脉畸形、有无冠状动脉走行于右心室圆锥部前缘，对手术方案制订有重要指导意义。

【知识拓展】

（1）决定是否行根治手术主要取决于左、右肺动脉发育情况，以及左心室发育情况及冠状动脉的情况。

（2）左、右肺动脉发育情况的评估，目前常用左、右肺动脉发出第一分支前血管的直径之和除以降主动脉横膈水平直径来替代原来采用的主、肺动脉比值（McGoon 比值），该数值大于 1.2 ～ 1.3 时，行根治术较为安全。

（3）本病预后与肺动脉狭窄的严重程度、并发症及手术的早晚有关。

六、大动脉转位

（一）完全性大动脉转位

【病例】　患儿，男，1 个月，出生后口唇发绀 1 个月，哭闹时显著（图 4-10）。

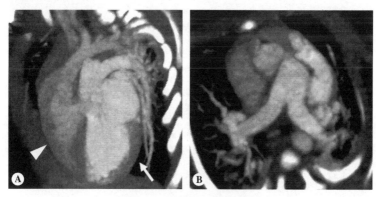

图 4-10　完全性大动脉转位

A. CT 斜矢状位 MIP 重组示心室大动脉连接不一致，解剖左心室（白箭）与肺动脉连接，解剖右心室（无尾白箭）与主动脉连接，并可见膜周部室间隔缺损；B. 横断位 MIP 重组示主动脉位于右前，肺动脉位于左后

【临床概述】

（1）完全性大动脉转位（complete transposition of the great arteries），是指房室连接一致、心室大动脉连接不一致，即解剖右心室与主动脉连接，解剖左心室与肺动脉连接的先天性心脏病，有时也称 D 型大动脉转位（D-transposition of great arteries，D-TGA）。

（2）完全性大动脉转位是新生儿发绀最常见的原因之一，为引起婴幼儿早期死亡的最常见的先天性心脏病，占儿童先天性心脏病的 5% ～ 7%。

（3）本病患儿血液循环与正常血液循环不同，其形成了两个独立平行的血液循环。体循环回流的静脉血经右心房、右心室到主动脉，经全身循环后又回流至右心室；肺循环回流的氧合血经左心房、左心室入肺动脉，经肺循环后又回到左心室。肺、体循环失去正常循环交互，两个循环之间只能通过心房、心室或大血管水平的分流相互交通来维护机体组织供氧，左向右分流的量越大，血氧饱和度越高。

（4）本病男性患儿多见，出生后即有发绀、气促及心力衰竭，且生长发育迟缓。绝大多数在 1 岁内死亡，生存至 6 个月以上的婴儿几乎都有杵状指（趾）。

【CT 表现】

（1）房室连接一致，心室大动脉连接不一致的特征性改变：主动脉发自右心室，大多位于前方，肺动脉发自左心室，大多位于后方。

（2）其他伴发畸形：肺动脉狭窄，冠状动脉畸形，肺、体循环间的分流（如室间隔、房间隔缺损和动脉导管未闭）等。

【重点提醒】 CT 显示房室连接一致，而心室大动脉连接不一致是诊断的关键。

【知识拓展】

（1）患儿的临床症状及预后取决于是否有足够的分流量、有无右心室或左心室流出道梗阻及其他伴发畸形。

（2）如伴有室间隔缺损和肺动脉狭窄，则本病血流动力学与法洛四联症有相似之处，可出现低氧血症；如伴有较大的室间隔缺损和（或）左心室流出道梗阻，则较早出现明显的心力衰竭和肺动脉高压。

（二）纠正性大动脉转位

【病例】 患儿，男，3 岁 2 个月，体检发现心脏结构异常，近期出现活动耐力下降（图 4-11）。

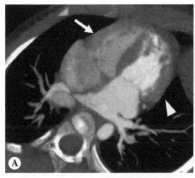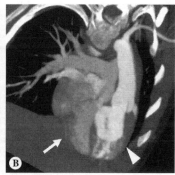

图 4-11　纠正性大动脉转位

A. CT 横断位 MIP 示心房正位，心室反位，房室连接不一致（白箭示解剖左心室，无尾白箭示解剖右心室，下同）；B. 斜矢状位 MIP 示解剖左心室发出肺动脉，伴肺动脉瓣狭窄，解剖右心室发出主动脉，室间隔缺损可见

【临床概述】

（1）纠正性大动脉转位（corrected transposition of the great arteries）是指心房心室连接不一致伴心室大血管连接不一致，即主动脉与右心室连接，右心室与左心房连接，肺动脉与左心室连接，左心室与右心房连接，达到功能上的"纠正"，也称 L 型大动脉转位（L-transposition of the great arteries，L-TGA）。

（2）纠正性大动脉转位少见，占所有先天性心脏病不到 1%。

（3）大多数本病患儿伴发其他心内畸形，60%～80% 的患儿合并室间隔缺损和（或）肺动脉瓣狭窄，其次为三尖瓣关闭不全或三尖瓣下移畸形，其他合并症还有房间隔缺损、动脉导管未闭等。

（4）临床表现和体征因其伴发畸形不同而呈现多样性，最常见的是室间隔缺损合并肺动脉狭窄，患儿可有早期发绀、杵状指（趾），同时存在心脏传导束分布及发育异常，随年龄增长可出现不同程度的房室传导阻滞。

【CT 表现】

（1）房室连接不一致：右心房与解剖左心室连接，左心房与解剖右心室连接；心室大动脉连接不一致：主动脉发自解剖右心室，大多位于左侧；肺动脉发自解剖左心室，大多位于右侧。

（2）其他伴发畸形：肺动脉狭窄、冠状动脉畸形、室间隔或房间隔缺损及动脉导管未闭。

【重点提醒】 CT 显示房室连接不一致，心室大动脉连接不一致是诊断关键。纠正性大动脉转位的诊断除明确心房、心室及大动脉连接关系外，必须明确是否合并其他心脏畸形。

【知识拓展】

（1）纠正性大动脉转位如不合并其他心脏畸形或无心律失常可能长期不被发现，其预后取决于发生心律失常的迟早、严重性及三尖瓣的功能情况。

（2）本病临床表现因伴随畸形的不同而有很大差异。如合并室间隔缺损，其血流动力学改变与单纯室间隔缺损相似；如合并室间隔缺损及肺动脉狭窄，当缺损较大时，其血流动力学类似法洛四联症。

七、冠状动脉异常起源于肺动脉

【病例】 患儿，男，9 个月，咳嗽 20 天，加重伴气促 10 天（图 4-12）。

【临床概述】

（1）冠状动脉异常起源于肺动脉（anomalous origin of coronary arteries from pulmonary artery）是一种罕见的先天性心血管畸形，其中最多的是左冠状动脉异常起源于肺动脉，占该畸形的 90%。

（2）本病主要分为婴儿型和成人型。婴儿型主要是由于出生后随着肺动脉压力进行性降低，肺动脉血不足以维持左冠状动脉的灌注压和血流量，出现"窃血"现象导致左心室心肌缺血，左右冠状动脉侧支血管尚未建立，如不及时手术，多在 1 岁以内死亡。成人型临床表现为左右冠状动脉侧支循环建立，左右冠状动脉扩张，慢性心肌缺血，可致猝死。

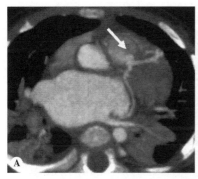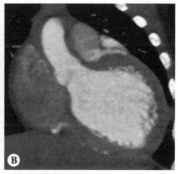

图 4-12 冠状动脉起源异常

A. CT 横断位 MIP 重组示肺动脉总干左后壁发出左冠状动脉（白箭），前降支及回旋支可见，主动脉右冠窦发出右冠状动脉；B. 斜矢状位 MIP 重组示左心室明显扩大

【CT 表现】

（1）本病以左冠状动脉异常起源于肺动脉最为常见，异常起源的血管较粗大，部分病例伴有冠状动脉瘤形成。

（2）CT 血管造影后处理技术可显示左冠状动脉异位开口的位置，以及其与肺动脉瓣和肺动脉总干近分叉处的距离、右冠状动脉形态、有无扭曲扩张等。

（3）左右冠状动脉之间有时可见侧支血管影。

【重点提醒】 CT 可直接显示冠状动脉异常起源于肺动脉为诊断要点。

【知识拓展】

（1）若 CT 血管造影仍不能明确诊断，心导管冠状动脉造影检查为最后的诊断金标准。

（2）本病主要与冠状动脉 – 肺动脉瘘相鉴别，后者一般可在主动脉窦部观察到左右冠脉开口，分流受累的冠状动脉近端增宽，肺动脉的瘘口多位于肺动脉主干前外侧。

（郭　辰）

第五章

儿童腹部 CT 诊断

第一节　CT在儿童腹部疾病诊断中的应用

一、儿童腹部疾病现状

儿童腹部包括肝脏、脾脏、胰腺、肾脏等实质性脏器，包括消化系统、泌尿系统的大部分器官，是人体重要的生理功能区域。腹部疾病主要包括各脏器的先天性畸形，如胆道闭锁、门脉海绵样变、肾盂积水等；以及各种肿瘤样病变，如肝母细胞瘤、肾母细胞瘤、神经母细胞瘤等；感染性病变不多见；随着城市化建设的发展，腹部外伤，特别是车祸伤所致的腹部闭合损伤也逐渐增多，需要提高认识。

二、腹部 CT 的应用进展

腹部以实质脏器为主，影像学检查手段多样，由于儿童体型小、脂肪含量少，超声可以诊断大多数腹部疾病，或作出提示，是首选的检查方法，但是图像信息量少，不能完整显示腹部脏器及病变特征；MR 近年来发展迅速，特别对于肝胆疾病有着独特优势，但是儿童无法控制呼吸，且以腹式呼吸为主，对于小年龄患儿又需要长时间镇静，因此 MR 检查受到限制；核医学检查对胃黏膜异位等特殊疾病，以及评价肾功能有独特优势。尽管上述检查方法有相应优势，CT 仍然凭借检查快速、操作简单、可以大范围显示全部脏器的特点，成为儿童腹部影像学检查的重要部分，可以对疾病作出诊断，或描述具体影响范围，作出定位定量诊断。

儿童腹部 CT 受呼吸影响比较明显，特别是小年龄患儿以腹式呼吸为主，因此检查时宜选用高转速、大螺距扫描，现在的主流设备基本可以满足要求，腹部呼吸伪影很少。由于腹部主要脏器均为实质性脏器，密度接近，自然对比差，所以腹部肿瘤及肿瘤样病变、脏器外伤或血管性病变需要注射造影剂进行增强检查，以明确病变累及范围及定性。低电压扫描可以增加造影剂的 CT 值，增高图像对比度，有利于病变显示，可减少造影剂用量，在提高诊断效果的同时，减轻了患儿肾脏负担。对于小体型的患儿，可以使用 80kVp 扫描，以达到最佳效果。据报道能谱扫描对判断病变，特别是肿瘤病变的活性，具有指导意义。能谱扫描辐射剂量较大，应用于较小患儿时应慎重。

综上所述，随着 CT 技术的不断发展，CT 在儿童腹部疾病诊断中的应用也日趋广泛，已经成为常规检查，可以为临床诊断提供更安全、更有针对性的信息。

（李　洋　宋修峰）

第二节　肝、胆疾病

一、肝　脓　肿

【病例】　患儿，女，3 岁，发热 2 周，肝区压痛，肺炎治疗中（图 5-1）。

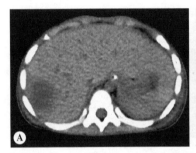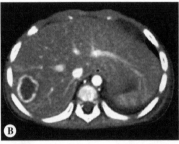

图 5-1　肝脓肿

A. CT 轴位平扫显示肝右后叶较大、不均匀低密度影，周围稍低密度环，与正常肝实质分界欠清；B. 轴位增强扫描显示病灶周围可见环状强化，内部液性低密度影未见强化

【临床概述】　儿童肝脓肿的病因包括穿透性损伤、肺或小肠等邻近器官炎症播散，以及自身免疫功能低下导致的血源性播散。最常见的是远处感染灶的病原体经动脉或门静脉扩散到达肝脏。血源播散性脓肿通常由分枝杆菌和真菌引起。免疫功能低下及免疫抑制的患儿尤其易发生肝脓肿。临床通常表现为发热，上腹部疼痛或不适，偶有肝大，甚至出现黄疸，实验室检查可见白细胞计数及 C 反应蛋白（CRP）升高等。

【CT 表现】

（1）CT 平扫呈圆形或椭圆形、边缘模糊的低密度区，其内 CT 值可略高于水而低于正常肝实质。

（2）CT 增强扫描后脓液无强化，脓肿壁可呈环状强化，壁外可伴有低密度水肿带，延迟扫描脓肿壁及周围低密度带呈等密度。

（3）20% 的病例脓腔内可见多发小气泡或气–液平面。

【鉴别诊断】 本病需与肝脏转移瘤及肝脏原发恶性肿瘤相鉴别。

（1）肝脏转移瘤：部分转移瘤的密度较低，边缘可见强化，可与肝脓肿混淆，但转移瘤有原发病灶存在，且多为散在多发病灶。

（2）肝脏原发恶性肿瘤：恶性肿瘤体积较大时可出现中央液化坏死区，CT 增强扫描后可见边缘强化，但其内缘不规则，病灶边缘不光整，强化持续时间短，病灶强化方式为"快进快出"。

【重点提醒】 免疫功能低下的儿童及免疫抑制的患儿易发，CT 表现为厚壁肿块，增强扫描后脓肿壁强化，脓液无强化，临床有较典型的炎症表现。

二、肝 外 伤

【病例】 患儿，男，5 岁，外伤后腹部疼痛 2 小时（图 5-2）。

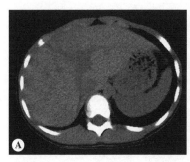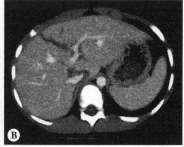

图 5-2　肝外伤
A. CT 轴位平扫显示肝左内叶见线样及片状不规则低密度影，边缘模糊；
B. CT 轴位增强扫描显示增强后病灶未见强化

【临床概述】 肝外伤主要分为钝性伤和穿通伤。钝性伤多由暴力引起，在不严重的钝性伤中肝包膜完整，肝边缘的肝实质撕裂，常形成肝包膜下界限清晰的血肿。肝实质中心的撕裂多见于较严重的腹部外伤而形成一局限性的挫裂伤带，但肝包膜常保持完整。严重的腹部闭合性损伤和穿通伤引起的肝撕裂伤，常伴有肝包膜撕裂和腹腔内血肿。肝门损伤多见于穿通伤，常引起严重的出血。

【CT 表现】

（1）肝内急性血肿 CT 平扫表现为单发或多发的类圆形或不规则的低密度或等密度区，大而广泛的血肿可表现为不均匀的高密度区，包膜下血肿表现为梭形或新月形的低密度区。

（2）肝撕裂伤为单一或多发的线样低密度影，边缘模糊，常延伸至肝包膜下或肝实质边缘。

（3）CT 增强扫描后正常肝实质强化，挫裂伤区域多不强化。

【鉴别诊断】　本病需与肝脏原发恶性肿瘤并发肝破裂、肝包膜下血肿相鉴别，后者通常无明确外伤史或仅有轻微外伤，CT 除显示包膜下血肿外，还可见肝实质内肿块。

【重点提醒】　肝外伤患儿有明确腹部外伤史，结合病史一般不难诊断；胆道内出现气体常提示有胆道损伤。肝内较小的撕裂伤，在 CT 平扫呈等密度时易漏诊，故检查时应尽可能行 CT 增强扫描。

三、儿童肝脏脉管性肿瘤

【病例一】　患儿，女，7 个月，体检发现肝脏占位 1 周（图 5-3）。

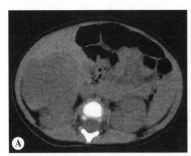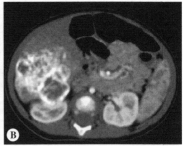

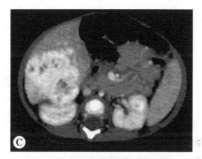

图 5-3 肝脏脉管性肿瘤（一）

A. CT 轴位平扫显示肝右后叶见团块状低密度肿块，与正常肝实质分界尚清；
B. CT 轴位增强（动脉期）显示，增强后可见边缘显著不均匀强化；C. CT 轴位增强（延迟期）显示，病灶强化逐渐向中央扩散，强化程度较正常肝实质高

【病例二】 患儿，男，2 岁，发现肝脏多发占位 1 月余（图 5-4）。

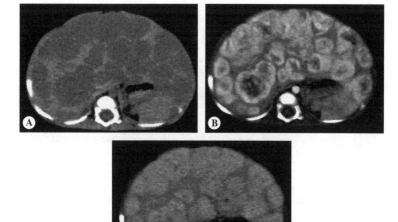

图 5-4 肝脏脉管性肿瘤（二）

A. CT 轴位平扫显示肝内见弥漫性低密度肿块，与正常肝实质分界尚清；B. CT 轴位增强（动脉期）显示，增强后可见边缘显著不均匀强化；C. CT 轴位增强（延迟期）显示，病灶强化逐渐向中央扩散，强化程度较正常肝实质高

【临床概述】　　儿童肝脏脉管性肿瘤主要包括婴儿型血管瘤和先天性血管瘤，以前者最常见，属于良性血管内皮增生。婴儿型血管瘤出生时不存在，大部分在出生后 4～6 个月时出现，常伴有皮肤血管瘤，婴儿期迅速增大，儿童期逐渐消退。先天性血管瘤出生时即存在，可以全部消退、部分消退和永不消退。孤立性脉管性肿瘤大部分为先天性血管瘤，即可胎内生长，出生后即发现；而多发性和弥漫性脉管性肿瘤多为婴儿型血管瘤。临床主要表现为腹部肿块、肝大等，少数病例可因分流量大而出现充血性心力衰竭表现。少数可合并 Kasabach-Merritt 综合征，临床表现为血小板减少、凝血功能异常。

【CT 表现】

（1）CT 平扫肿块密度低于周围肝实质，病灶可为单发、多发或弥漫性，可伴有钙化。

（2）CT 增强扫描显示动脉期边缘强化后逐渐向中央扩散，呈"快进慢出"。

【鉴别诊断】　　本病需与肝母细胞瘤及肝脏转移瘤相鉴别。

（1）肝母细胞瘤：CT 平扫呈低密度，强化方式为"快进快出"，临床上血清甲胎蛋白（AFP）明显升高。

（2）肝脏转移瘤：肝内多发病灶，可与多发性或弥漫性肝血管瘤相混淆，但转移瘤有原发病灶存在，且延迟期病灶密度减低。

【重点提醒】　　本病胎儿期检查或出生后即发现的为先天性血管瘤；在出生后数月出现且常伴有皮肤血管瘤的为婴儿性血管瘤。病灶强化方式为"快进慢出"，延迟扫描可帮助疾病鉴别诊断。

四、肝母细胞瘤

【病例】　　患儿，男，1 岁 8 个月，发现右上腹包块 3 天（图 5-5）。

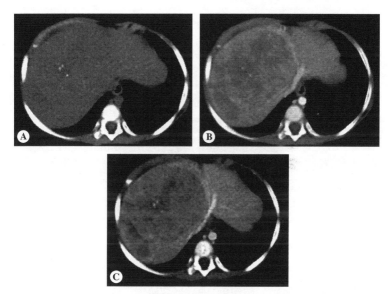

图 5-5　肝母细胞瘤

A. CT 轴位平扫显示，肝右叶见团块状不均匀稍低密度肿块，内见斑点状钙化灶；B. CT 轴位增强（动脉期）显示，增强后可见不均匀强化，较正常肝实质强化程度高；C. CT 轴位增强（门脉期）显示，病灶较正常肝实质强化程度低

【临床概述】　　肝母细胞瘤（hepatoblastoma）是一种胚胎性上皮组织来源的肝脏原发性恶性肿瘤，占儿童肝脏恶性肿瘤的 50% ～ 79%，常见于 3 岁以下儿童。其病因及发病机制尚不明确，可能与基因遗传、畸形综合征和家族性恶性肿瘤发生倾向等因素相关。临床主要以迅速增大的腹部包块、腹痛、腹泻为首发症状，可伴有食欲不佳、呕吐、恶心、消瘦、发热等。患者肝功能大多正常，血清 AFP 水平升高。

【CT 表现】

（1）CT 平扫肿块呈低密度为主的混杂密度，内可见裂隙状或不规则斑片状更低密度区。

111

（2）CT 增强扫描后动脉期肿块内可见结节样、小片状强化区，门脉期及静脉期肿块较正常肝实质强化程度低。

（3）肿块内可见不规则钙化及低密度囊变、坏死区。

【鉴别诊断】　本病需与原发性肝细胞癌及肝脏转移瘤相鉴别。

（1）原发性肝细胞癌：发病年龄大于 5 岁，临床有血清 AFP 升高，但其患者多有肝炎、肝硬化等临床病史。

（2）肝脏转移瘤：肝实质内占位，与肝实质分界不清，常伴有腹部淋巴结肿大，如发现原发病灶鉴别相对容易。

【重点提醒】　肝母细胞瘤主要表现为肝内肿块合并钙化，增强扫描后无明显特异性强化特征，但结合年龄及实验室检查血清 AFP 水平升高，可帮助鉴别诊断。

五、间叶性错构瘤

【病例】　患儿，男，10 个月，发现腹部包块半月余（图 5-6）。

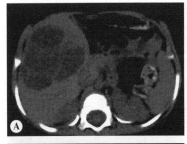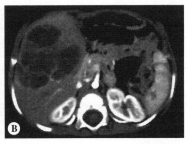

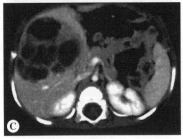

图 5-6　肝脏间叶性错构瘤

A. CT 轴位平扫显示，肝右叶见多房囊样低密度灶，边界尚清，内可见不规则分隔；B、C. CT 轴位增强（动脉期、门脉期）显示，增强扫描后病灶内分隔可见强化，囊内容物未见强化

【临床概述】　　间叶性错构瘤（mesenchymal hamartoma）是一种少见的肝脏良性肿瘤，在儿童肝脏良性肿瘤中，其发病率仅次于血管瘤，约占儿童肝脏肿瘤的 8%。间叶性错构瘤一般发生于 2 岁以前，约 95% 于 5 岁前被确诊，其多见于男性患儿，男女比例为 3 : 2。该病患儿存在染色体 19q13.4 位点的异位重排，组织学存在含胆管上皮结构的间叶细胞组织。临床症状多无特异性，主要因腹部增大或触及腹部肿块就诊。如肿块压迫邻近器官、组织或血管，可导致各种并发症，如腹腔积液、黄疸、下肢水肿、腹壁静脉曲张，甚至充血性心力衰竭和呼吸窘迫等。病灶主要表现为囊性伴分隔、囊实性或实性为主的肿块，以囊实性多见。

【CT 表现】

（1）CT 平扫可见肿块边界清晰，囊腔呈液体样低密度，其程度因囊内成分不同而不同，厚薄不均的分隔及软组织密度的实性成分密度低于周围正常肝实质，钙化少见。

（2）CT 增强扫描后实性成分及间隔强化，囊内容物不强化。

【鉴别诊断】　　本病需与未分化型胚胎性肉瘤、肝母细胞瘤及肝脏血管瘤相鉴别。

（1）未分化型胚胎性肉瘤：恶性程度高，多见于 6 ～ 10 岁儿童，常有壁结节且强化明显，间叶性错构瘤有恶变为未分化型胚胎性肉瘤可能。

（2）肝母细胞瘤：好发年龄与间叶性错构瘤相仿，但钙化、出血及坏死多见，血清 AFP 升高，病灶生长迅速，可发生转移，增强扫描后明显强化。

（3）肝脏血管瘤：为最常见的肝脏良性肿瘤，增强扫描后动脉期边缘明显强化，静脉期及延迟期造影剂向中央填充。

【重点提醒】　　临床发现年龄小于 2 岁患儿，腹部进行性增大，上腹部可触及无痛性包块，无特异性临床症状，且 CT 检查发现囊实性或实性肿块，血清 AFP 未见升高，需考虑间叶性错构瘤。

（徐　琳）

第三节 胰腺、脾脏病变

一、门静脉海绵样变

【病例】 患儿，女，7 岁，间断腹痛 1 年余（图 5-7）。

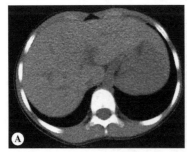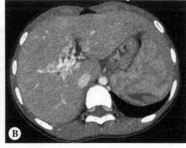

图 5-7 门静脉海绵样变

A. CT 平扫未见正常门静脉；B. CT 增强扫描显示门静脉消失，代之以多发迂曲侧支血管网，形似"海绵"

【临床概述】 门静脉海绵样变（cavernous transformation of the portal vein，CTPV）是指由先天异常及各种原因引起的门静脉主干或分支阻塞后，门静脉周围形成多条迂曲扩张的侧支静脉网，由于大体切面呈海绵样外观而被称为"门静脉海绵样变"，是机体为保证肝脏血流量和维持肝功能正常所产生的代偿性改变。儿童患者中，门静脉海绵样变多属于原发性病变，由先天结构发育异常引起，主要是肝门部及其分支部门静脉管腔的缺失、狭窄或闭锁，常合并心血管、肾脏、胃肠道及卵巢等其他先天性畸形。新生儿脐部感染引发脐静脉炎而导致门静脉闭塞时，也可引起儿童继发性门静脉海绵样变。

【CT 表现】 本病门静脉走行区结构紊乱，正常门静脉系统结构消失，在门静脉走行方向上可见由缠绕在一起的侧支静脉形成的类似团块状软组织网状结构，相互之间分界不清，增强扫描后门静脉明显强化交织成网、窦隙样或管样软组织结构，在肝门部可见延向肝内门静脉周围细条状密度增高影，以及肝实质灌注异常。伴门静脉高压患儿，可在胃冠状静脉、脐旁静脉、腹膜后、肝十二指肠韧带及胃底食管连接区见到迂曲扩张呈匍形走行的侧支循环血管，严重者迂曲呈团块状，门静脉期增强扫描显示有明显强化。

【鉴别诊断】　成年患者需与胆管癌及门静脉瘤栓鉴别，但儿童患者多由先天病因引起。

【重点提醒】　门静脉海绵样变影像学表现具有特征性，正确诊断不难，原发性患者可无任何不适，继发性患者主要是原发病的表现。形成门静脉高压后，主要表现为门静脉高压症和继发的食管胃底静脉曲张破裂和（或）伴有门静脉高压性胃病。

二、急性胰腺炎

【病例】　患儿，男，4 岁，无明显诱因腹痛 1 天（图 5-8）。

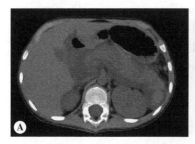
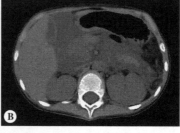

图 5-8　急性胰腺炎
CT 轴位平扫显示，胰腺体积增大，胰头密度减低，胰头部胰管增宽，胰周大量积液

【临床概述】　急性胰腺炎（acute pancreatitis）是由多种病因引起的胰酶激活，继发胰腺局部及周围炎症反应，伴或不伴其他器官功能改变的疾病。该病小儿少见，多见于多系统疾病、创伤、结构异常及代谢病、药物，此外还有特发性。临床表现以上腹痛为主，

持续数日可放射至背部，进食后加重；此外还有恶心、头晕、出汗、呕吐等，少有发热。急性胰腺炎根据严重程度分为轻度、中度、重度三类；根据影像学表现分为间质水肿性胰腺炎及坏死性胰腺炎。实验室检查血清淀粉酶升高，血清脂肪酶对诊断较晚的病例有一定价值。急性胰腺炎诊断依靠临床、生化及影像学三者结合。

【CT 表现】

1. 间质水肿性胰腺炎

（1）CT 平扫表现为胰腺增大，实质密度减低。

（2）CT 增强扫描可见胰腺实质均匀强化，多伴有胰周脂肪间隙模糊、胰周积液。

（3）少数患者 CT 表现可未见明显异常。

2. 坏死性胰腺炎

（1）CT 平扫表现为低密度，胰腺前后脂肪、筋膜模糊，使胰腺与胃及腹膜后组织分界不清。

（2）早期增强 CT 有可能低估胰腺及胰周坏死的程度，起病 1 周之后的增强 CT 更具有价值，胰腺实质坏死表现为无强化区域。

（3）可合并胸腔积液、盆腔积液、胰周脏器水肿。

（4）合并胰腺脓肿或假性囊肿时出现边缘清晰的囊变区。

【鉴别诊断】 本病主要需与以下疾病鉴别。

（1）消化性溃疡急性穿孔：可引起急性腹痛及休克，多有明显的肌紧张，呈硬板状，CT 检查可见膈下游离气体影等。

（2）急性胆囊炎：右上腹疼痛，可向右肩胛放射，多伴有畏寒、发热、恶心、呕吐，也可出现黄疸。体检时可有右上腹压痛、反跳痛及肌紧张，墨菲征阳性。CT 检查可见胆囊增大、囊壁水肿增厚。

（3）肠系膜动脉闭塞：起病急，有剧烈腹痛、腹泻、恶心、呕吐，大便暗色血性稀便，肠鸣音减弱至消失。CT 平扫可见肠管有轻度或中度胀气，晚期可见较大气 – 液平面；动脉造影及 CT 增强检查可协助明确诊断。

【重点提醒】　年长儿（4 岁以上）多见，临床表现为剧烈腹痛、恶心、呕吐，较重病例可发生休克。实验室检查，如血尿淀粉酶增高有较高诊断价值，配合 CT 平扫及增强检查，有助于该病诊断。

三、胰腺包裹性坏死

【病例】　患儿，女，12 岁，发热、腹痛 4 周（图 5-9）。

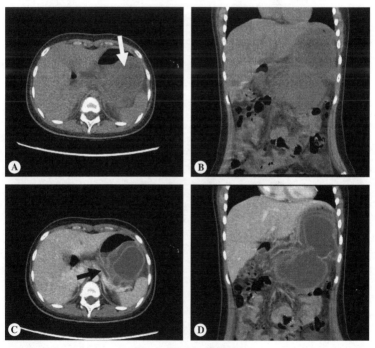

图 5-9　胰腺包裹性坏死

A. 轴位平扫显示胰尾部前方可见囊性水样密度占位性病变（白箭），可见壁结构，周围可见水肿带；B. 多平面重组冠状位重建示胰腺内及胰腺周围多个大小不等的囊状低密度区；C. CT 增强轴位图像显示，囊壁轻度强化，囊内液性密度区无强化，胰腺体积小，胰管扩张（黑箭）；D. 冠状位重建显示，囊壁轻度强化，囊肿之间有交通，囊肿周围可见水肿带，胰管扩张

【临床概述】　胰腺包裹性坏死（walled-off necrosis，WON）是急性胰腺炎发病 4 周后的一种局部并发症，为《急性胰腺炎国际共识——2012 年亚特兰大修订版》新定义，旧称假性胰腺囊肿（pancreatic pseudocyst），儿童较少见。有文献报道儿童 WON 60% 由外伤引起，30% 为急性胰腺炎并发 WON，其他原因者约占 10%。WON 形成是由于胰腺损伤致使大胰管破裂或由于急性胰腺炎致使胰腺局部坏死，与大胰管相通，外溢的胰液渗液积聚于小网膜腔或胰腺周围，刺激周围组织及器官，使结缔组织转变为纤维性包膜，将液体包绕其中形成假性囊肿，囊肿壁无上皮。通常在创伤和急性炎症之后数日至数周出现恶心、呕吐、体重下降，上腹部出现包块。本病好发于年长儿（4 岁以上），囊内液胰淀粉酶增高。

【CT 表现】

（1）好发于胰腺体尾部。

（2）CT 平扫表现为圆形或椭圆形、边缘清晰的低密度区，CT 值接近水的密度，囊肿壁边缘清晰。

（3）CT 增强扫描，囊内低密度区不增强，囊壁轻度强化。

（4）囊肿周围或一侧可见残留的胰腺组织，有外伤的有时可见胰腺的断裂呈线状低密度区。

（5）慢性胰腺炎存在时可见钙化灶。囊肿内出血时密度增高。

【鉴别诊断】　WON 一般需与胰腺囊性肿瘤相鉴别，但后者于儿童罕见。WON 患儿一般有胰腺创伤或胰腺炎病史，囊壁较厚可不规则。

【重点提醒】　本病患儿胰腺损伤或胰腺炎病史重要。实验室检查有一定提示意义。影像学表现为胰腺内及胰腺边缘类圆形、囊性肿块，囊壁边缘清晰。

四、胰母细胞瘤

【病例】　患儿，男，7 岁，入院前 3 周无意中发现左中腹包块，伴轻度腹痛（图 5-10）。

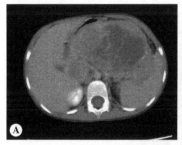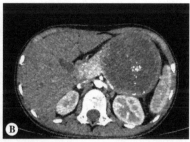

图 5-10　胰母细胞瘤

A. CT 轴位平扫显示胰腺尾部可见巨大类圆形混杂密度占位，中心及外缘可见散发钙化点；B. 增强扫描显示肿物不均匀强化，中心区囊变无强化，边缘实性部分有轻度强化

【临床概述】　胰母细胞瘤（pancreato blastoma，PB），曾称婴儿型胰腺癌。PB 在儿童胰腺肿瘤中并非罕见。肿瘤可发生在胰腺各部，以胰头、胰尾部较多。肿瘤一般较大，为 5～20cm，外围厚薄不一的纤维包膜，瘤体内部有明显分叶，可有片状坏死、囊变及沙砾样钙化。肿瘤破坏包膜后侵犯胰腺和胰周组织，经血管和淋巴管转移。据文献报道，转移部位依次为肝、局部淋巴结、肺、骨、后纵隔等。本病见于任何年龄，尤好发于 8 岁以下儿童，平均发病年龄为 4 岁。临床多因腹胀、包块就诊，少数伴有腹痛、黄疸、腹泻等，触诊肿块质韧，边界不清。多数病例血清 AFP 升高，可作为肿瘤诊断及复发的标志。

【CT 表现】　CT 扫描能明确该肿瘤的部位和范围，有利于临床分期。CT 对于发现细小钙化斑优于 B 超和 MRI。该肿瘤多为单发，不规则分叶，边缘清晰，密度与胰腺相仿或稍低但不均匀，大多为混杂密度的实性肿块，有时可见更低密度的坏死、囊变区，半数病例有钙化或骨化。肿瘤纤维包膜呈低密度边缘征。CT 增强扫描显示，肿瘤不均等强化，肿瘤小叶分隔，坏死区无强化对比更明显。肿瘤向周围侵犯时，肿瘤包膜不完整，与邻近脏器间脂肪间隙消失，并可包绕腹膜后血管。肿瘤可压迫周围组织，胰头部肿瘤可致肝内胆管和胰管扩张。

【鉴别诊断】　本病主要需与以下疾病鉴别。

（1）胰腺囊实性乳头状腺瘤：为低度恶性肿瘤，好发于胰体尾部，B 超和 CT 表现为有清晰包膜的囊实性肿物，多见于 10 岁以上的女孩，肿物表面凹凸不平，出血、坏死形成囊性病变较明显。

（2）非功能性胰岛细胞瘤：可有恶变。就诊时瘤体一般较大。超声显示上腹部圆形或椭圆形低回声，可有高回声边缘，不同于 PB。CT 平扫常为混杂密度，伴坏死，出血及钙化者不少见，但肿瘤增强较 PB 明显。

（3）神经母细胞瘤：可发生于腹膜后，可位于胰尾、胰头后方、肾前间隙，外形呈不规则分叶状，70% 钙化。与 PB 易混淆，但神经母细胞瘤较早推移、压迫、侵犯肾，浸润性生长的肿物包绕肾血管及腹膜后血管有助于两者鉴别。

（4）胰腺头部炎症：有胰腺炎病史或外伤史，可表现为单发胰腺囊性病变，胰腺萎缩。

【重点提醒】　PB 发病年龄小，患儿多以腹部包块就诊，无感染、外伤史，瘤体体积大，可有囊变，半数病例有钙化。

五、脾　外　伤

【病例】　患儿，男，12 岁，入院前 8 小时车祸伤，昏迷，呕吐，呕吐物伴红褐色胃内容物（图 5-11）。

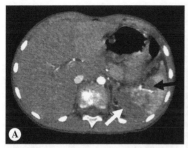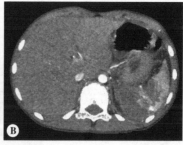

图 5-11　脾外伤

CT 轴位增强扫描显示脾密度不均匀，增强扫描呈不均匀强化，脾门可见大片无强化区（黑箭），脾后方可见梭形稍高密度影（白箭），无强化病灶，为血肿

【临床概述】　　脾外伤多见于年长儿，患者常有休克现象。左上腹有腹膜刺激征，左肩部疼痛时可提示有脾的损伤。若有腹部触痛及腹胀，提示有腹腔内出血。脾破裂也可见于新生儿第 2 ～ 5 天，患儿往往突然出现面色苍白、呻吟、呼吸及循环衰竭。

【CT 表现】　　脾外伤最早期脾内血肿为等密度或稍高密度影，数日后多为低密度影且密度不均匀，需要行增强 CT 扫描，观察有无低灌注改变。脾撕裂伤可使脾外形不规则，有低密度裂隙区。包膜下出血多见于脾的外后缘，呈新月形低密度区，CT 值为 20 ～ 50HU。增强检查包膜下血肿不增强。有时可见脾胃之间、脾肾之间密度增高（韧带间出血）。包膜下出血可于外伤后数日发生，因此 CT 复查很重要。

【鉴别诊断】　　结合增强 CT 扫描可明确诊断，本病需与包膜下出血及脾脏内撕裂鉴别。

【重点提醒】　　CT 平扫有时不能发现病变，如患儿有明确外伤史，临床表现较重，需行增强 CT 明确诊断。

六、脾血管瘤

【病例】 患儿，男，5 岁，偶然发现脾占位 3 天（图 5-12）。

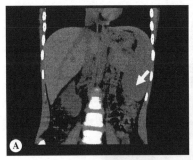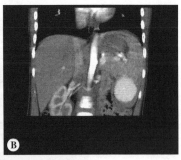

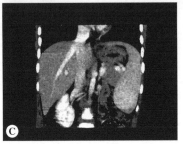

图 5-12 脾血管瘤

A. 多平面重组冠状位显示脾增大，脾下极密度略减低（白箭）；B. 多平面重组动脉期冠状位显示类圆形病变明显强化，边缘光整；C. 多平面重组静脉期冠状位显示病变强化程度减低，但仍明显高于脾脏

【临床概述】 脾血管瘤是脾脏最常见的原发性良性肿瘤，多见于青壮年，常为偶然发现。脾血管瘤由大小不等的增生血管组成，毛细血管呈海绵状，内衬单层内皮细胞，并充满红细胞，表现为均匀实性肿块，或实性肿块内伴有大小不一的囊腔。

【CT 表现】 脾血管瘤 CT 平扫为密度均匀的低密度或稍低密度实性团块，或多发囊性占位，囊性区为水样密度。肿块周边可见点状或者曲线状钙化；增强后肿块边缘强化，逐渐向内扩散，中心呈延迟强化，与肝血管瘤相似。囊性病变囊壁有强化。

【鉴别诊断】 本病需与脾脓肿鉴别，后者患者有感染病史，CT扫描一般呈环形强化，中央可见无强化坏死区，无缓慢向内扩散强化。

【重点提醒】 增强 CT 可帮助本病确诊，需要延时扫描观察有无缓慢向内扩散强化。

（孙记航　刘志敏　李　杨）

第四节　泌尿系统病变

一、肾发育不全

【病例】　患儿，男，2 岁，体检超声发现肾脏异常（图 5-13）。

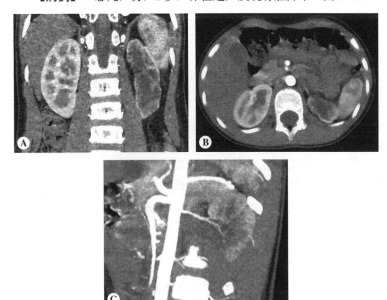

图 5-13　肾发育不全

A、B. CT 增强动脉期冠状位、横轴位显示左肾体积小，肾盏数目少，肾皮质菲薄；C. 最大密度投影示左侧发育不全的肾动脉

【临床概述】　肾发育不全包括单纯性肾发育不全（simple renal hypoplasia）和节段性肾发育不全（segmental renal hypoplasia）等。其中以单纯性肾发育不全最多见。单纯性肾发育不全是由于胚胎期输尿管芽分支和后肾原基数量不足，肾叶数目和每叶所含肾单元数

量减少而肾单元及导管分化正常，肾外形正常，体积只是正常肾的 1/2。患肾可位于正常肾窝或盆腔内。单侧肾发育不全，因对侧肾代偿性增生常可维持正常肾功能，不出现症状，但可因肾血管畸形或并存输尿管异位开口而表现出高血压或尿失禁、感染等症状。

【CT 表现】　肾窝内或盆腔内可见肾结构，但体积减小，增强扫描可见肾血管较细，发育不良，对侧肾常有代偿性肥大。

【鉴别诊断】　本病主要需与以下两种疾病鉴别。

（1）慢性萎缩性肾盂肾炎：患肾常有较明显缩小，但其轮廓常不光滑，边缘凹凸不平。肾实质厚薄不均，肾盏数目无明显减少，但有变形。临床有泌尿系感染或反流性肾病史。

（2）先天性肾动脉狭窄：患侧肾常发育不良，外形较光滑，肾盂肾盏靠近脊柱，但其肾缩小程度较轻，肾盏数目无明显减少，患者多有高血压史。

【重点提醒】　肾窝内或盆腔内可见体积减小的肾结构，伴发育不良的肾血管为典型表现，肾盏数目可正常或减少。儿童正常肾脏长径可以按照"年龄 /2+5cm"进行估算。

二、肾盂输尿管连接部梗阻

【病例】　患儿，男，3 岁，母妊娠期 B 超提示胎儿双肾积水，患儿出生后 B 超随诊，择期手术，此次因腰部外伤 24 小时、血尿 22 小时行 CT 平扫及增强检查（图 5-14）。

【临床概述】　肾盂输尿管连接部梗阻（ureteropelvic junction obstruction，UPJO）为小儿肾盂积水最常见的原因，可合并其他泌尿系统畸形，如孤立肾、重复肾、马蹄肾等。梗阻原因有局部肌纤维减少致节段性动力缺失，局部黏膜和肌层折叠，或迷走血管压迫等。梗阻后肾盂肾盏不同程度扩张，肾盂通常较肾盏扩张明显，相应的肾实质受压缺血、萎缩、硬化。严重病例仅有壳状皮质残留。本病可见于任何年龄，约 25% 的患儿在 1 岁以内发现，男孩多见。临床主要表现为腹部逐渐胀大，一侧或双侧包块。腹痛、高血压、血尿、尿路感染多见于儿童。产伤或外伤可致肾破裂，出现腹水、尿瘘。

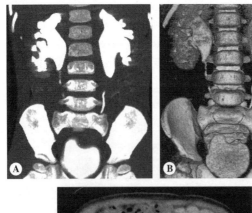

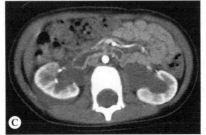

图 5-14　肾盂输尿管连接部梗阻

A、B. CT 增强延迟期最大密度投影、三维重建显示双侧肾盂输尿管连接处狭窄，双侧肾盂扩张，肾小盏消失，双侧输尿管间断显影，管径不粗（扫封底二维码见彩图 B）；C. CT 增强轴位示双侧肾盂增宽，肾皮质变薄

【CT 表现】　CT 主要用于本病巨大肾积水行静脉肾盂造影（IVU）显示不清或超声检查有疑问的病例。CT 平扫肾区见巨大卵圆形或宽带状低密度囊性病变，壁薄而均匀，向前向内突出可超过中线，为扩大的肾盂，周围壁稍厚；或有少数带状或新月形薄壁低密度影，为受压扁平的肾盏。压迫的肾实质注药后可有轻度强化。梗阻较轻或时间较短的病例则见患肾影增大，中心性大囊状肾盂和外侧边缘

区小囊状肾盏构成花砚盘形态。肾实质减薄或可见边缘性花边样强化。肾实质显影期延长。肾盂显影期推迟。一般见不到输尿管影。

【鉴别诊断】　本病主要需与肾多房性囊性病变、下尿路梗阻性肾盂积水相鉴别。

（1）肾多房性囊性病变：包括多房囊性肾瘤及囊性部分分化型肾母细胞瘤，表现为患肾增大，其内多发囊性水样密度、边界清晰的囊腔，而非肾盂肾盏结构，可供鉴别。

（2）下尿路梗阻性肾盂积水：表现为患肾积水，同时输尿管扩张积水，下尿路梗阻所致积水肾盏扩张程度明显大于肾盂扩张程度，增强扫描肾实质强化程度明显减低。

【重点提醒】　肾盂较肾盏扩张明显为本病的特征性表现，需注意有无肿瘤或血管压迫等病因所致梗阻。

三、肾盂肾炎

【病例】　患儿，女，4 岁，发热、腹痛，尿白细胞（＋）（图 5-15）。

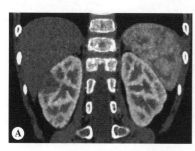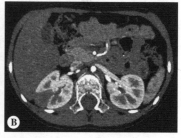

图 5-15　肾盂肾炎

CT 增强动脉期冠状位（A）和横轴位（B）显示右肾局限性低密度病变，呈尖端指向肾门的楔形病变，增强扫描不强化

【临床概述】

（1）急性肾盂肾炎（acute pyelonephritis）多数患儿为来自下尿路的逆行性感染（大肠埃希菌感染），少数如新生儿常为血源性感

染（葡萄球菌感染）。病理表现可为弥漫性或灶性（节段性）肾实质增厚，水肿及炎症细胞浸润，肾盂黏膜充血，有脓性分泌物，肾周水肿。临床以女孩多见，可有发热、腰痛、尿路感染症状。婴儿主要表现为全身症状。

（2）慢性肾盂肾炎（chronic pyelonephritis）可由急性肾盂肾炎迁延或尿路梗阻、膀胱输尿管反流、尿路畸形所致。病理改变为肾实质的慢性炎症改变，纤维性瘢痕形成，皮髓质萎缩，患肾体积变小，表面凹凸不平。肾盂肾盏扭曲、僵直，输尿管迂曲、狭窄或扩张。临床表现除有反复尿路感染症状外，还可有高血压、肾功能不全等。

【CT 表现】

（1）急性肾盂肾炎：一般不需要做 CT 检查。治疗效果不佳者，需明确或排除肾脓肿或局灶性肾炎时，CT 扫描有帮助。增强扫描可见炎症区不增强或仅见少量片条形增强，于肾实质内形成不同大小的低密度区，与周围正常增强后肾实质形成鲜明对比，界限一般不甚清楚。炎症向周围扩展时可使肾筋膜增厚。治疗后病灶可吸收或遗留纤维瘢痕。

（2）慢性肾盂肾炎：CT 表现为患侧肾变小，肾实质普遍或不均匀变薄，集合系统可有变形或轻度积水改变。

【鉴别诊断】　肾盂肾炎需与肾占位性病变、肾结核等相鉴别。

（1）肾占位性病变：一般具有占位效应，CT 增强扫描可有不同程度强化，恶性占位可累及皮髓质，侵犯肾盂，伴肾周、腹膜后淋巴结肿大。临床病史及尿液化验可帮助鉴别。

（2）肾结核：患者常有肺结核或骨关节结核病史。急性期肾影增大，可见肾实质脓腔与肾盏相通，可伴肾积水，晚期"肾自截"表现为肾影缩小，肾弥漫性钙化。肾实质尿涂片和培养发现结核杆菌为诊断依据。

【重点提醒】　急性肾盂肾炎表现为肾实质内不同大小的低密度

区，增强扫描不增强或仅见少量片条形增强，与周围正常肾实质对比鲜明。慢性肾盂肾炎表现为患肾变小，肾实质变薄，集合系统可有变形或轻度积水改变。

四、肾 脓 肿

【病例】　　患儿，男，4 岁，间断发热、尿频、尿急、尿痛，肉眼血尿 1 次，抗感染治疗有好转后复又加重，伴尿流中断（图 5-16）。

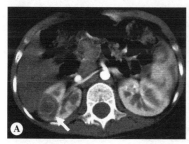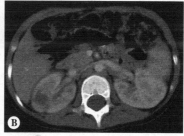

图 5-16　肾脓肿

A. CT 增强动脉期扫描显示右肾一类圆形低密度病变呈环形强化，周围可见低密度带（白箭）；B. CT 增强静脉期扫描显示右肾类圆形低密度病变边缘强化，壁增厚，中央可以无强化坏死区

【临床概述】　　肾脓肿（renal abscess）是肾实质的局限性化脓性感染。可由局灶性急性细菌性肾盂肾炎起病，由多数小脓肿融合成较大脓腔，多为单侧发病。炎症扩展至肾周间隙时产生肾周脓肿，炎症可穿破肾筋膜或通过髂窝区蔓延至前、后肾旁间隙。临床表现似急性肾盂肾炎。病前常有发热史，有时泌尿系感染症状不明显，而脊肋角区饱满，触痛，或以局部"包块"就诊。尿常规及培养阴性并不能排除本病。

【CT 表现】　　CT 对诊断肾脓肿及评估炎症累及范围有重要意义。急性肾盂肾炎发展为脓肿时表现为肾影增大，局部膨起，于肾实质内形成外形不甚规则或圆形的低密度区，增强坏死区强化不明显，边缘可显示环形强化。感染累及肾周组织或肾脓肿破裂时，于肾的外后方可见软组织肿块或内含低密度区的厚壁肿块。内部可有分隔或含气。肾轮廓及邻近软组织界限不清，肾筋膜增厚。无明显增强，肾周及肾旁间隙脓肿不同于包膜下积液，压迫肾使之变扁，可有移位，腰大肌可有水肿。

【鉴别诊断】 肾脓肿常需与肾内外占位性病变相鉴别。

（1）重复肾的上半肾积水感染，超声显示上半肾盂扩张和输尿管即可明确诊断。

（2）肾脓肿时肾外形饱满或增大，肾脏占位时肾实质体积不变或略小，鉴别需密切结合临床表现，并短期随访。

【重点提醒】 密切结合临床病史，注意肾脏形态及体积，尿常规及尿培养不能作为诊断标准。

五、肾 外 伤

【病例】 患儿，女，3 岁；发热 2 周，肝区压痛，肺炎治疗中（图 5-17）。

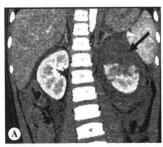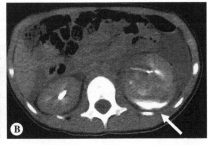

图 5-17 肾外伤

CT 增强动脉期（A）和延迟期（B）显示左肾上极不规则低密度区（黑箭），无明显强化，下方肾实质内可见线样低密度影，贯穿肾实质，肾周可见环形低密度带及稍高密度包膜。增强延迟扫描显示造影剂外溢（白箭）

【临床概述】 肾外伤（renal injury）儿童多见，且较成人严重，主要原因是儿童肾脏比例较成人相对大，肾周脂肪及肌肉相对薄弱，第 11、12 肋骨尚未骨化，保护作用弱。不少病例伴其他脏器损伤，如中枢神经系统损伤，下肢骨盆骨折，肝、脾外伤等。若有先天性肾发育异常，如马蹄肾、肾积水、肾肿瘤时，即使轻微外伤也可发生肾破裂。临床常见血尿，出血量常能反映肾实质损伤的程度，但 50% 的肾蒂损伤患儿可无血尿；其次为腰腹痛、后腰部包块。当合并多脏器损伤时，患儿可有休克。影像学检查对了解肾外伤程度、范围、预计并发症、决定治疗、估计预后具有重要参考价值，分级见表 5-1。

表 5-1 肾外伤分级

分级及发病率	创伤范围
轻度	
肾挫伤或轻度撕裂（85%）	肾实质挫伤，小而浅的皮髓质撕裂，肾包膜完整（靠近隆部者与集合系统相通）
重度	
肾裂伤（10%）	大且深的部分或全层肾裂伤，与集合系统相通可有尿外渗及肾周血肿
极重度	
肾碎裂（3%）	肾实质碎裂成数块，裂缝伸入集合系统及包膜有明显肾周血肿
肾蒂损伤（2%）	肾血管内膜剥离、痉挛、血栓、断裂，肾盂输尿管连接部撕裂

【CT 表现】 CT 平扫和增强扫描可明确显示肾损伤的程度及范围，以及腹部和盆腔内其他脏器情况。

（1）肾挫伤：肾影呈局灶性或普遍性肿大，局部肾实质影不连续，其内有高密度的斑片出血影及水肿引起的低密度区。增强扫描后挫伤的肾组织表现为灌注不足的低密度区，也可有造影剂染色，肾周脂肪正常。

（2）撕裂伤：增强扫描见肾实质内线形、楔形或不规则低密度区，可限于皮质或深达髓质及集合系统，患肾甚至完全断裂分离，导致造影剂外溢并肾内外血肿和尿瘤。

（3）肾碎裂：肾碎片可被血块分离或包绕但仍在包膜内，使得密度更加不均匀，增强扫描可见与正常肾脏强化一致的肾脏碎片，常伴肾周血肿。

（4）血肿：新鲜血肿为高密度影，可位于肾内外、包膜下。肾内出血或小血肿表现为局限性间质积血。肾包膜下的血肿可为半圆形或双凸状的高密度影，肾周血肿可浸润肾周脂肪并向周围扩张或呈偏心性包绕肾脏。肾外血肿推压肾使之前移，压迫结肠向下，血肿多不超过中线。

（5）尿外渗：多继发于集合系统和肾盂输尿管连接部裂伤。低密度的尿液泄漏至肾实质，聚集在肾包膜下、肾筋膜内、肾周、肾前间隙及腰大肌前方等。有时形成尿瘤。CT 增强扫描可见上述部位由于肾盂充盈期造影剂外溢而密度增高，并可见尿瘤与肾盂间交通。

（6）肾蒂损伤：CT 增强扫描可见肾动脉中断，肾门区血肿，患肾不强化。急性肾静脉栓塞示肾影增大，肾功能减退或肾造影期延长，于扩张的肾静脉内可见血栓引起的充盈缺损。延时扫描需注意输尿管内有无造影剂填充，以排除肾盂输尿管连接部断裂。

此外，CT 还可发现外伤前已存在的肾畸形或肿瘤，以及伴随的腰大肌、腹壁等软组织和椎体肋骨的外伤。肾挫裂伤于 3～4 周可有明显吸收、修复或遗有尿瘤。

【鉴别诊断】　肾外伤时需要注意患肾是否存在畸形或肿瘤。

【重点提醒】　怀疑肾外伤时，务必进行 CT 平扫、动脉期、静脉期、延迟期多时相扫描，不同时相可观察不同的损伤类型，动脉期重点观察有无肾动脉损伤，静脉期观察有无肾实质及肾静脉损伤，延迟期扫描至少为灌注造影剂后 15 分钟或以上，观察有无尿瘤及输尿管损伤，特别是肾盂输尿管连接部有无断裂。

六、肾母细胞瘤

【病例】　　患儿，男，5 岁，左腹部巨大包块 2 年，逐渐增大（图 5-18）。

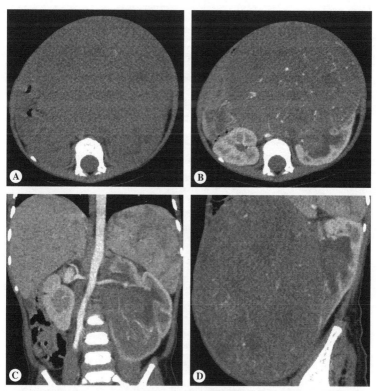

图 5-18　肾母细胞瘤

CT 平扫横断位（A）示左侧肾区可见巨大混杂密度占位性病变，其内可见散在斑片状稍高密度影及斑片状低密度影；CT 增强横断位（B）、冠状位（C）及矢状位（D）增强扫描后瘤灶不均匀强化，部分瘤体进入肾盂，残肾如抱球样包裹瘤体，瘤体内可见较多血管影

【临床概述】 肾母细胞瘤又称肾胚胎瘤或 Wilms 瘤，属恶性胚胎性混合瘤，是婴幼儿最常见的腹部恶性肿瘤之一，在儿童所有恶性肿瘤中排第 5 位，在腹部肿瘤中排第 2 位。该肿瘤生长迅速，恶性程度高，发生转移较早。发病高峰年龄在 3～4 岁，约 80% 在 5 岁前发现，而新生儿较为罕见。大多单侧发病，可发生于肾的任何部位，可能伴发一些先天畸形。临床表现为腹胀或无痛性包块，表面光滑，巨大时可跨中线或入盆腔并引起压迫症状。少数有轻度腹痛、血尿、高血压、贫血、发热等症状。

【CT 表现】

（1）肾母细胞瘤多起自肾皮质，在肾内膨胀性生长。肿瘤较大时可向肾外突出，形态不规则甚至呈大分叶状。肿瘤大部分具有完整的包膜，边缘较光滑。CT 平扫肿瘤内部密度多不均匀，可出现坏死、囊变和出血，部分肿瘤内见脂肪组织影，钙化比较少见。

（2）CT 增强扫描后肿瘤实质部分可见轻度强化，囊变坏死部分无强化，残存的肾实质呈"新月形"或"环形"、"抱球样"包绕病变。

（3）延时扫描显示肾盂肾盏充盈后可见不同程度的挤压、变形、伸长、扩张和移位，可伴有不同程度的积水。

（4）晚期肿瘤可以侵入肾静脉和下腔静脉形成瘤栓，表现为局部血管增粗，增强扫描后无强化，或显示为充盈缺损。腹膜后可见转移的肿大淋巴结。

【鉴别诊断】 本病主要需与神经母细胞瘤、先天性中胚叶肾瘤及透明细胞肉瘤等相鉴别。

（1）神经母细胞瘤：肾母细胞瘤需与发生于肾上腺的神经母细胞瘤进行鉴别，后者为发生于肾筋膜内的肾外肿瘤，对肾脏主要以推移和压迫为主，神经母细胞瘤的钙化率高，而肾母细胞瘤则少见钙化，肾脏外形一般完整，肿瘤与肾脏呈锐角相交。当瘤体侵犯肾脏时，也会出现"残肾征"，大血管被肿瘤浸润包埋有助于神经母细胞瘤的诊断。

（2）先天性中胚叶肾瘤：是新生儿期最常见的肾脏实体性肿瘤，通常在出生后 3 个月内被检出，与肾母细胞瘤不易鉴别，典型者增强扫描可见双边征，偶可发生肺、脑和骨的转移。

（3）透明细胞肉瘤：与肾母细胞瘤相比，发病年龄相似，瘤体强化更不均匀，透明细胞肉瘤更易发生骨等远处转移，预后更差。

【重点提醒】　肾母细胞瘤多见于 4 岁以下儿童，是最常见的肾脏肿瘤之一，增强扫描后残存肾呈新月形强化为其典型表现，常合并静脉瘤栓。

七、先天性中胚叶肾瘤

【病例】　患儿，女，4 个月，其母妊娠 6 个月时发现其左肾占位（图 5-19）。

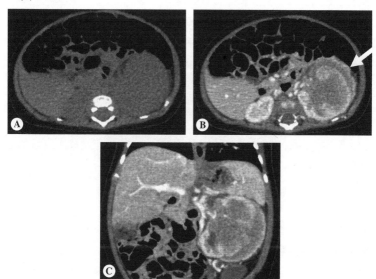

图 5-19　先天性中胚叶肾瘤

A. CT 横断位扫描示左肾影增大，前缘膨大；B、C. 增强扫描肾实质显示不清，可见双边征（箭头），强化程度低于肾皮质，包块边缘与正常左肾实质分界尚可，但部分左肾实质被包绕于肿块内

【临床概述】 先天性中胚叶肾瘤（congenital mesoblastic nephroma，CMN）也称胎儿肾错构瘤，是一种罕见的儿童恶性肿瘤，约占儿童肾肿瘤的 3%。好发于新生儿或婴儿早期，是具有潜在的低度恶性潜能的间叶源性肿瘤。患儿以无痛性腹部包块为主要临床表现，也可表现为腹痛、呕吐或血尿，偶有高血钙。患儿母亲妊娠期常有羊水过多史。

【CT 表现】 CMN 的影像表现与病理分型相关，经典型多为实质性占位；细胞型则常提示伴有囊性占位，以及出血坏死灶或钙化灶。平扫见肾内低密度肿块，外围肾实质及集合系统受压，60% 有囊变，钙化多见。增强扫描后，肿瘤表现为肾内低密度稍不均匀肿块，周边部可有增强，可见正常肾实质被包绕于肿块内，形成双边征，也可于延迟图像中见少量造影剂分泌。

【鉴别诊断】 本病主要需与肾母细胞瘤鉴别。肾母细胞瘤主要发生于出生后的 5 年内，常见腹痛、血尿、高血压等症状，影像学上很难与细胞型 CMN 相鉴别，但由于其在新生儿中罕见，小于 6 个月的婴儿首先考虑 CMN。肾母细胞瘤常有假包膜，肿瘤内无穿插的正常肾组织，而 CMN 无包膜，肿瘤内可见穿插的肾组织。

【重点提醒】 临床 70% 的 CMN 患儿出生前其母亲有羊水过多病史。对于发病年龄小于 6 个月的婴儿，CT 若见正常肾实质被包绕于肿块内，可高度提示 CMN。

八、肾透明细胞肉瘤

【病例】 患儿，男，2 岁，发现肉眼血尿 20 余天（图 5-20）。

【临床概述】 肾透明细胞肉瘤（clear cell sarcoma of kidney，CCSK）是起源于肾脏间质的少见肿瘤，居肾母细胞瘤之后占据儿童肾肿瘤的第 2 位。其平均发病年龄约为 3 岁。因显微镜下该肿瘤胞质和胞核均呈透明空泡样，故命名为肾透明细胞肉瘤。临床通常以腹部肿块求诊，血尿、高血压罕见。男孩稍多见。该肿瘤恶性程度高，侵袭性强，易发生远处转移，尤其是骨转移，其复发率及死亡率均较高。

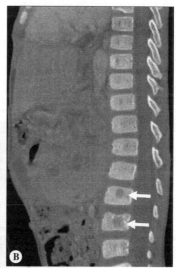

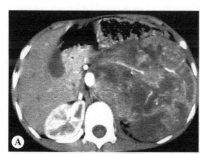

图 5-20　肾透明细胞肉瘤

A. 增强 CT 示右侧肾区巨大类圆形低密度占位性病变，部分跨越中线，强化不均匀，期内多发细小血管，肿物与右肾分界不清；B. 增强 CT 冠状位示脊柱多发骨转移（白箭）

【CT 表现】

（1）CT 平扫表现为类圆形、巨大实性肿物，多呈不均匀低密度，瘤体一般边界较清，但包膜不明显。病灶体积通常较大，且经常跨中线生长，可见坏死及囊变，钙化不常见。

（2）CT 增强扫描可有中度强化，动脉期常见多发扭曲细小血管影，部分病例较丰富而密集。实质期 CT 平扫表现为高低不等混杂密度，增强扫描后呈非均质强化，程度普遍低于临近肾组织，且可见强化减弱或不强化区。

（3）该肿瘤易发生骨转移。肾外转移常见，最常见的转移部位是淋巴结，其次为骨转移。

【鉴别诊断】　本病主要需与肾母细胞瘤、先天性中胚叶肾瘤相鉴别。

（1）肾母细胞瘤：发病峰值年龄为 2 ～ 3 岁，以实性成分为主，与本病不易鉴别，需仔细观察有无骨转移等征象。

（2）先天性中胚叶肾瘤：大多数在 3 ～ 6 月龄发现，以实性成分为主，细胞型可含囊性成分，可见典型双边征。

【重点提醒】　CCSK 与其他肾实质恶性肿瘤在影像学表现上较难区分。增强扫描有较丰富血供，实质期强化不均匀，同时早期出现肾外转移，尤其是骨转移者，应考虑 CCSK 的可能。

九、横纹肌肉瘤

【病例】　患儿，男，5 岁；腹痛 1 周余来诊（图 5-21）。

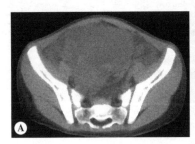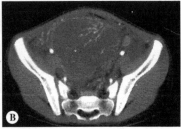

图 5-21　横纹肌肉瘤

A. CT 平扫示盆腔内可见混杂密度占位性病变，以液性及软组织密度为主，有占位效应；B. CT 增强扫描示肿物不均匀强化，血供丰富

【临床概述】　横纹肌肉瘤（rhabdomyosarcoma，RMS）是起源于横纹肌细胞或具横纹肌细胞分化潜能的间叶细胞的一种恶性肿瘤，约占儿童软组织肉瘤的 61.5%，多发生在膀胱，大体形态为带蒂或无蒂的息肉样肿块，膀胱壁的灶性或弥漫性浸润。通常起源于膀胱三角区，可引起尿路梗阻和扩张。病变向周围浸润，侵犯骨盆、腹腔等。远处转移发生于肿瘤晚期。

【CT 表现】 RMS 肿块巨大，形态不规则，边界不清，平扫呈不均匀软组织密度，可伴有肿瘤内部出血，囊变坏死，极少数病变内部可见钙化。增强后病灶呈不均匀轻中度强化，病灶边缘强化程度较其中心强化明显，在静脉期、平衡期肿瘤呈持续性强化，动脉期可见供血动脉穿过瘤体，提示血供丰富。

【鉴别诊断】 本病需与其他盆腔恶性肿瘤鉴别，如淋巴瘤，淋巴瘤一般密度均匀，肿块可由肿大的淋巴结融合而成，无钙化，一般无囊变坏死区，增强后多呈轻中度强化，强化的程度一般低于RMS 未发生坏死的部分，有助于两者鉴别。

【重点提醒】 RMS 多见于膀胱，盆腔 RMS 多位于膀胱直肠隐窝，肿块巨大，边界不清，呈分叶状，增强扫描呈持续性强化。

(孙记航 刘志敏)

第五节　其他腹壁、腹腔及腹膜后疾病

一、肠系膜囊肿

【病例】　　患儿，女，12岁，发现腹部包块、腹胀（图5-22）。

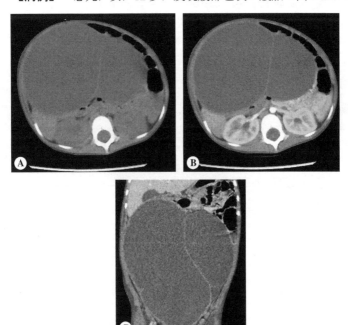

图5-22　肠系膜囊肿

A. CT 横断位平扫示腹腔内巨大囊性肿块，壁薄，边缘光整，密度均匀，几乎占据大部分腹腔，肠管受压向后方推移，呈多囊，可见分隔；
B、C. CT 增强后横断位、冠状位示病灶未见明显强化，分隔延迟强化，与周围组织分界清晰

【临床概述】　　肠系膜囊肿是一种较少见的疾病，可发生于任何

年龄阶段，青少年发病率较高，多为单发，大小不等，囊壁较薄，囊壁可见钙化，临床多表现为无痛的腹部包块，活动度大。可发生于十二指肠至直肠的任一段肠系膜上，好发于小肠系膜。肠系膜囊肿初期时无明显症状，不易被发现。随着囊肿增大，患儿可出现腹痛、腹胀、腹部包块、恶心、呕吐等临床症状。肠系膜囊肿囊壁薄弱，当腹部受撞击或挤压时，囊壁和小血管极易破裂，囊液外溢形成腹膜炎。

【CT 表现】

（1）腹腔内囊性肿块呈类圆形、椭圆形，大小不一，或占据整个腹腔，为单房或多房多囊。

（2）囊肿边界清晰、锐利，囊壁薄且均匀，无壁结节。

（3）囊肿内呈均匀水样密度影，合并感染时囊壁增厚，囊内密度增高。

（4）巨大囊肿对周围肠管压迫明显，使肠管变形、推移。

【鉴别诊断】　　本病主要需与肠重复畸形、卵巢囊肿和大网膜囊肿相鉴别。

（1）肠重复畸形：球形或管状水样密度囊性肿块，位于系膜侧，常为单房无分隔，重复畸形的壁厚度与邻近正常肠管相近或较厚，且增强扫描囊壁可呈轻至中度强化，也与正常肠管强化类似。

（2）卵巢囊肿：附件或子宫直肠陷凹处囊性病灶，呈圆形或卵圆形，增强扫描无强化，鉴别时需重点观察正常卵巢是否存在及病灶与卵巢的关系。

（3）大网膜囊肿：位于横结肠下方、小肠前方，呈扁平状覆盖于前腹壁，其形态符合大网膜分布位置，肠管受压向背侧移位，分布可。

【重点提醒】　　CT 检查，特别是增强扫描多平面重建，可以明确肠系膜囊肿的解剖定位、结构特点，需注意观察有无继发感染等并发症。

二、腹膜后畸胎瘤

【病例】　患儿，女，6 岁，腹胀超声发现腹膜后占位 3 天（图 5-23）。

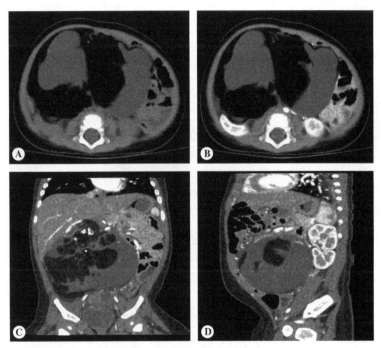

图 5-23　腹膜后畸胎瘤

A. CT 横断位平扫示腹膜后、右肾前内方不均匀低密度肿块，其内含有软组织密度、脂肪及斑片状钙化密度影；B ～ D 增强后动脉期横断位、冠状位及矢状位显示病变实质部分轻度强化，脂肪密度未见明显强化征象

【临床概述】　腹膜后畸胎瘤为儿童期腹膜后常见的肿瘤，约占 1 岁以下儿童腹膜后肿瘤的 1/3，仅次于肾母细胞瘤及神经母细胞瘤，居第 3 位。多数腹膜后畸胎瘤患儿因无意中或查体发现腹部包块就诊。

肿瘤压近邻近脏器时可出现相应症状，如瘤体压近消化道可出现腹胀，推挤膈肌可出现呼吸困难，但很少引起肠梗阻。从病理角度可分为良性畸胎瘤和恶性畸胎瘤，良性畸胎瘤多为囊性，故也称囊性畸胎瘤；恶性畸胎瘤则多为实性，瘤内可见多种结构存在，包括软组织、脂肪、钙化（骨化、牙齿样）成分、毛发等。

【CT 表现】　CT 平扫即可显示病变的部位、形状、大小，以及其内含有的不同组织成分，如脂肪、钙化成分等。增强 CT 能清晰地反映肿物的毗邻关系与血供，对鉴别肿物的性质有重要意义，也可以明确瘤体与周围组织的关系。钙化是腹膜后畸胎瘤较为特征性的 CT 表现，CT 值可高达 500HU，形态多样，可为长骨形态或牙齿形态；脂肪密度灶（–90 ～ –40HU）也是其特征性的 CT 表现，其体积、形态、分布不均，如果发现脂 – 液平面、毛发、牙齿样和脂液混合物则可以确诊。肿瘤实性成分在增强 CT 扫描时可表现为强化或略有增强，包膜及分隔强化较明显，囊性部分、脂肪部分一般无强化。

【鉴别诊断】　不典型的腹膜后畸胎瘤还需与脂肪肉瘤、囊性淋巴管瘤、创伤性血囊肿等病变相鉴别。

（1）脂肪肉瘤：CT 表现为瘤体巨大、形态不规则，脂肪、软组织密度交错分布（以脂肪密度为主），但密度较高，可有钙化，但钙化少，无牙齿、骨骼形态。

（2）囊性淋巴管瘤：以囊性成分为主，一般无钙化及脂肪成分，需要与囊性畸胎瘤鉴别，主要鉴别点为无明显壁结构，增强扫描壁无强化。

（3）创伤性血囊肿：一般有局部外伤病史，新鲜血囊肿 CT 表现为高密度影，CT 值为 30 ～ 80HU，慢性血肿可呈水样低密度改变，囊壁一般较厚，增强扫描时血肿囊壁有强化，而囊内容物无强化表现。

【重点提醒】　腹部 CT 对腹膜后畸胎瘤有很高的诊断价值，增强 CT 可以了解瘤体与邻近结构之间的关系。

三、神经母细胞瘤

【病例】 患儿，男，4 岁，发现腹部包块，腹胀、消瘦及贫血症状数月（图 5-24）。

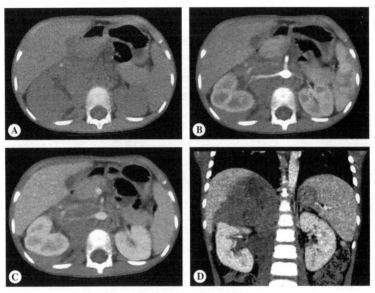

图 5-24　神经母细胞瘤

A. 横断位 CT 平扫示右侧腹膜后右肾上腺区见混杂软组织密度影，其内见点状钙化灶；B、C. 增强扫描动脉期、静脉期显示软组织占位轻度强化，将周围组织向外推移，并可见大血管包绕其中；D. 冠状位重建显示肿块位于右侧肾上腺区，肾脏边缘完整

【临床概述】 神经母细胞瘤是幼儿期腹膜后三大恶性肿瘤之一，仅次于肾母细胞瘤，居第 2 位，也是最常见的颅外恶性肿瘤，恶性程度高，病死率高；凡是有交感神经元的部位均可发生，以腹膜后，特别是肾上区最多见。本病好发于 2～3 岁儿童，男女发病无差异性。

临床表现多样，主要表现为发热、腹痛、腹部包块及四肢疼痛或感无力。体检主要为触及腹部包块，可伴有血压升高等。常向周围组织浸润生长。

【CT 表现】 该肿瘤的大小不一，形态多样，可跨越中线生长。CT 平扫多表现为混杂密度，70%～80%的病例可见形态多样钙化灶，以颗粒及弧形钙化多见，肿瘤生长较快时可见瘤内出血。增强后瘤体可呈轻、中度不均匀强化，坏死及囊变区不强化。肿瘤容易包绕大血管，也可沿椎间孔侵入椎管内生长，大血管附近及膈角后淋巴结较先受累，肿大淋巴结常融合成团，侵犯及受累的部位广泛，可累及全身多处器官（骨骼、颅脑及肝内转移）。

【鉴别诊断】 本病主要需与肾母细胞瘤、嗜铬细胞瘤、神经节细胞瘤鉴别。

（1）肾母细胞瘤：为肾实质性肿块，起自肾脏，肾脏与肿瘤呈"新月形""半环形""抱球征"等边缘征，肾母细胞瘤对血管包绕不明显。

（2）嗜铬细胞瘤：起源于肾上腺髓质，发病年龄以 6～14 岁常见，临床症状以阵发性高血压和持续性高血压为主；CT 扫描钙化少见，增强后瘤体显著强化，坏死囊变区不强化，出现环状厚壁强化是该肿瘤的特征改变。

（3）神经节细胞瘤：为腹膜后良性肿瘤，与神经母细胞瘤同属于交感神经系统肿瘤，瘤体较神经母细胞瘤小，低密度，增强扫描呈轻、中度强化，可见完整包膜。

【重点提醒】 神经母细胞瘤多呈类圆形、分叶状或不规则形状，一般体积较大，非常容易出现囊变区及钙化灶，检查过程中要注意瘤体对血管的包绕及是否侵犯椎管。

四、嗜铬细胞瘤

【病例】 患儿，男，13 岁，发作性高血压伴头痛、头晕、视物不清及腹痛 5 月余（图 5-25）。

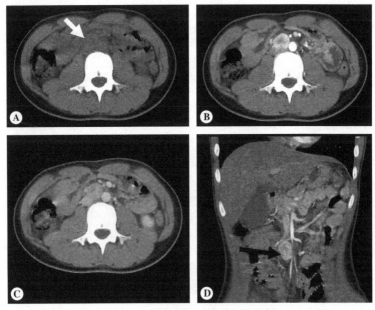

图 5-25　嗜铬细胞瘤

A. 横断位 CT 平扫示腹膜后腹主动脉右前方见混杂软组织密度影（白箭），密度欠均匀，中心密度略低；B、C. 增强扫描动脉期、静脉期横断位显示软组织占位明显强化，中心少量坏死区强化不明显，边界尚清；D. 冠状位重建可显示肿块与周围组织的关系（肿块轻度压迫肠系膜上动脉分支，边界清）

【临床概述】　嗜铬细胞瘤发病高峰在 6～14 岁，常为显性遗传，具有家族性，多发源于肾上腺髓质，来源于肾上腺以外嗜铬组织的肿瘤称为异位嗜铬细胞瘤，多分布于下腔静脉与腹、门静脉，髂总静脉旁及膀胱壁，肿瘤或增生细胞阵发或持续性分泌过量的儿茶酚胺及其他激素（如血清素），可导致血压异常与代谢紊乱症候群。儿童腹膜后嗜铬细胞瘤少见。

【CT 表现】　CT 平扫表现为圆形、椭圆形、边界清楚的实性肿块，较大肿块可因出血、坏死和囊变而显示密度不均匀，少数囊壁或内部可伴有钙化。增强扫描由于肿瘤血供丰富，动脉期可见迂曲扩张的血管强化影，实性部分表现为明显强化，较大病变内坏死、囊变部分无强化，边缘显著强化。

【鉴别诊断】　本病主要需与神经母细胞瘤、肾上腺皮质癌及腹腔肿大淋巴结鉴别。

（1）神经母细胞瘤：发病高峰年龄为 2 岁前，肿瘤形状不规则，约 80% 肿瘤内显示钙化，增强扫描可见轻到中度强化，容易包绕腹膜后大血管。

（2）肾上腺皮质癌：瘤体一般较大，CT 平扫密度不均匀，动脉期多强化不明显，静脉期 CT 扫描后呈缓慢渐进性强化，强化程度低于嗜铬细胞瘤。

（3）腹腔肿大淋巴结：单纯淋巴结肿大见于巨大淋巴结增生症，强化明显且均匀，病灶内无坏死、囊变。

【重点提醒】　通常所说的嗜铬细胞瘤是指来源于肾上腺嗜铬组织的肿瘤，而来源于肾上腺以外嗜铬组织的肿瘤称为异位嗜铬细胞瘤或副神经节瘤，常见部位是主动脉分叉部及主动脉旁，瘤体 CT 平扫表现为圆形、椭圆形，增强扫描明显不均匀为主要特点。

五、肾上腺血肿

【病例】　患儿，男，18 天，病理性黄疸，呕吐后超声检查发现右侧肾上腺占位，进一步行 CT 检查以协助诊断（图 5-26）。

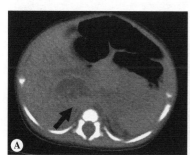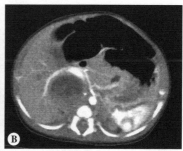

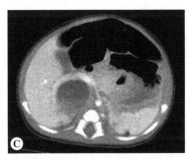

图 5-26　肾上腺血肿

A. 横断位 CT 平扫显示肾上腺区等低混杂密度影，中心密度较低，可见液平面（黑箭）；B、C. 增强扫描显示病灶无强化，边界欠清晰

【临床概述】　儿童肾上腺血肿一般由外伤引起，是较为常见的外伤性疾病。新生儿肾上腺血肿较少见，其发病机制可能与新生儿分娩损伤、体重大、缺氧、窒息、低血压、凝血功能障碍或自发性出血有关。肾上腺血肿无明显特异性临床表现，以贫血、黄疸、腹部膨隆、明显的侧腹部包块、阴囊肿胀及青紫等为主。

【CT 表现】

（1）直接征象：①CT 平扫可见肾上腺形成肿块影，肾上腺区域表现出软组织密度影，为类圆形或圆形，该密度影具有清晰或模糊边缘，肾上腺存在增大、肿胀、断裂等异常情况。②急性期（发病后 1 周内）表现为肾上腺肿胀、增粗、边缘突起及密度不均，血肿密度较高（密度高于同侧肾脏），呈圆形或类圆形，增强扫描后血肿部分不强化，肾上腺实质呈环形或断续边缘强化。③亚急性期（发病 1 周至 1 个月内）复查血肿体积缩小，随着血肿内部成分的变化，血肿密度逐渐减低，呈等密度或低密度。④慢性期（发病 1 个月后）血肿形态进一步缩小或消失，至血肿完全吸收，则肾上腺恢复正常形态；部分血肿吸收不完全者，增强扫描后发现血肿囊变或机化。

（2）间接征象：①肾上腺周围脂肪密度上升，具有模糊间隙；②肾上腺血肿同侧膈肌增厚肿胀；③可伴有其他脏器损伤。

【鉴别诊断】 新生儿肾上腺血肿应注意与腹膜后肿瘤鉴别，外伤性肾上腺血肿应与肾上腺相关肿瘤鉴别。

（1）腹膜后肿瘤：对肾脏产生明显的压迹及移位，肾上腺出血的肿块由于张力较低多数不会对肾脏产生压迹或移位。复查显示血肿会逐渐吸收。

（2）肾上腺神经母细胞瘤是肾上腺最常见的恶性肿瘤，较大者会引起周围脏器受压，肿瘤亦可包绕大血管，为婴幼儿最常见的肿瘤；肾上腺皮质腺癌常呈巨大软组织密度影，边界清晰，不均匀中度强化。

【重点提醒】 肾上腺血肿急性期呈现高密度，血凝块逐渐缩小、液化呈低密度，部分出血后约2周开始钙化，最后消退，因此动态观察肿块缩小或钙化甚至消失者可诊断为肾上腺血肿，且CT增强扫描没有强化。

六、肾上腺皮质癌

【病例】 患儿，男，6岁，阴茎增大3月余，外生殖器假性性早熟（图5-27）。

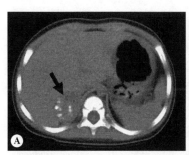
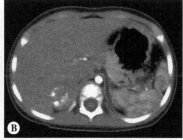

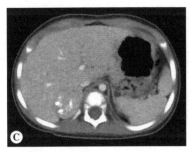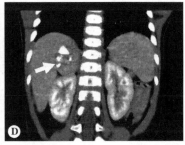

图 5-27　肾上腺皮质癌

A. 横断位 CT 平扫示肾上腺密度不均匀肿块（黑箭），边界较清晰，其内多发斑点状、颗粒状钙化灶；B、C. CT 增强扫描动脉期及静脉期横断位显示软组织占位较明显延迟性强化；D. 冠状位重建可显示肿块（白箭）与周围组织关系（肿块轻度压迫右肾下移）

【临床概述】　　肾上腺皮质癌（ACC）是罕见的恶性肿瘤，具有恶性程度高、进展快、预后差与病死率较高的特点。ACC 患儿大多为 10 岁以下，女孩多见，男女之比约 1 ∶ 5。儿童 ACC 大多数为有功能性肿瘤，无功能性肿瘤少见。有功能性肿瘤临床表现多为单纯的男性化、库欣综合征（高血压、向心性肥胖及糖尿病等），儿童 ACC 表现为女性化的病例罕见。ACC 虽为上皮源性恶性肿瘤，但以膨胀性生长方式为主。肿瘤边缘的包膜结构由肾上腺包膜扩展形成。

【CT 表现】

（1）肾上腺皮质癌为类圆形、分叶形实性肿块，很少超过中线，肿瘤大多表现为密度不均匀，内有低密度坏死区、出血及钙化，肿瘤边缘不规则或较光滑，界限清，可压迫肾脏和大血管，并使之移位。

（2）肿瘤内动脉期常可见供血动脉显影，局部侵犯及淋巴结转移较早发生，常见转移部位是肝脏与肺，有时下腔静脉内可见癌栓形成。

【鉴别诊断】　　儿童肾上腺皮质癌应注意与肾上腺皮质腺瘤、嗜铬细胞瘤及神经母细胞瘤鉴别。

（1）肾上腺皮质腺瘤：边界较清，密度均匀，直径多小于 10cm，中度均匀强化，不侵犯周围组织，无坏死，偶有钙化或出血。

（2）嗜铬细胞瘤：CT 表现为圆形或椭圆形，可有钙化、出血、坏死及囊变。增强后坏死、囊变区不强化，相对较大的肿瘤则表现为肿瘤周边强化明显。

（3）神经母细胞瘤：与肾上腺皮质癌在影像学上有很多相似之处，但神经母细胞瘤跨越中线生长，包绕后腹膜大血管是神经母细胞瘤常见的征象；皮质癌病灶增强后动脉期可见迂曲的供血动脉，皮质癌可以形成血管内癌栓，而神经母细胞瘤很少形成癌栓。

【重点提醒】　性早熟为肾上腺皮质癌患儿的突出表现，且瘤体大，肿瘤坏死显著，常见钙化、新生血管、腔静脉内癌栓等。

（马光明　贾永军　刘志敏）

第六章

儿童脊柱及四肢等骨肌系统CT诊断

第一节　CT在儿童骨肌系统疾病诊断中的应用

一、儿童骨肌系统疾病现状

人体骨骼大体可分为四肢骨、颅骨、躯干骨三类。骨肌系统疾病依病因可分为先天性发育异常、创伤、骨关节炎、感染、肿瘤及肿瘤样病变等。儿童以先天发育异常及创伤多见，如颅底陷入症、短颈畸形、骨折等；骨肿瘤及肿瘤样病变往往表现独特，如骨样骨瘤、骨母细胞瘤等。儿童骨肌系统因不同年龄段发育特点不同，疾病诊断往往比成人复杂。

二、骨肌系统CT的应用进展

骨肌系统疾病的影像学诊断方法中，X线平片、CT、MRI、超声为主要的非创伤性的检查方法。X线平片曝光时间短，具有较好的整体观，但图像重叠，复杂部位病变显示不佳；MRI对软组织显示最佳，无电离辐射，但其对于钙化及微小骨性结构显示不佳；CT具有较高的空间分辨率，与X线平片前后重叠影像相比，CT提供的断面影像可以准确反映解剖结构，特别是对于脊柱病变、骨肿瘤及肿瘤样病变，具有诊断优势。

在骨肌系统 CT 检查过程中会不可避免地扫描到骨髓、性腺等辐射敏感器官，早期 CT 机辐射剂量大，CT 检查在儿童骨肌系统中应用受限。近年来随着 CT 技术不断发展，以及儿童骨关节系统独特的结构使得低剂量 CT 扫描更加容易实现。骨皮质较骨髓质密度高，与周围软组织也有明显的密度差别，具有良好的天然对比度，结合迭代重建技术，低管电压、管电流的低剂量扫描已经能够提供安全、准确的 CT 诊断。

CT 图像为断层图像，不受组织重叠影响，结合二维多平面重组、曲面重组等重建技术，可以获得不同方向、高质量的断层图像，可以更直观地显示骨结构和骨病变特征。三维容积再现技术可以提供三维立体图像，近似于对解剖结构的直接观察，有助于儿童骨肌系统疾病的诊断。

近年来，宽体探测器 CT 的出现为儿童骨肌系统 CT 扫描带来诸多益处，包括机架一次旋转即可完成对整个器官的成像及骨关节动态容积成像等。能谱 CT 通过单能量成像和 MAR 技术可达到去除金属伪影和硬化伪影的目的，能够清晰显示金属植入物周围的骨性结构，特别在骨关节术后具有很好的应用。

综上所述，CT 在儿童骨肌系统疾病诊断中具有很高的应用价值，其作为一种方便、快捷、准确的影像学检查手段，已广泛应用于临床。

（宋修峰）

第二节　脊柱疾病

一、颅底陷入症

【病例】　患儿，女，6 岁，颈部活动受限 5 年余，1 个月前出现走路不稳（图 6-1）。

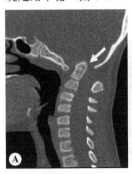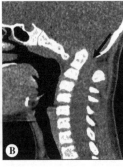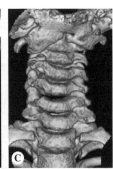

图 6-1　颅底陷入症

A. 多平面重组矢状位显示齿突向后上方移位，位于枕骨大孔前后连线上方（白箭）；B. 骨性椎管明显变窄（黑箭），局部延髓及脊髓受压明显，斜坡形态欠规则；C. 三维重建显示寰枕融合（扫封底二维码见彩图）

【临床概述】　颅底陷入症是一种以枕骨大孔为中心的颅底骨向上凹陷的先天畸形。多数因第 1、2 颈椎和枕骨先天发育异常所致。多在儿童期之后出现症状。表现为延髓、脊髓和小脑压迫症状，还可出现供血不足或脑脊液循环受阻。

【CT 表现】　颅底扁平枕骨大孔向上凹陷变形，齿突上移，颅椎融合、寰枢椎半脱位或齿突发育异常等。常用的测量方法有以下 3 种。

（1）硬腭与枕骨后下缘连线（McGregor 线）：硬腭后缘与枕骨后下缘最低点连线。观察齿突尖端的位置，一般应在此线以下，若超过此线 5mm 以上，应考虑本病。

（2）枕骨大孔前后缘连线（McRae 线）：齿突尖端应在此线以下，

高于此线则为异常。

（3）硬腭后缘与枕骨大孔后唇连线（Chamberlain 线）：齿突超过此线 3mm 即可诊断本病。

【鉴别诊断】　掌握正确测量方法，本病容易诊断。

【重点提醒】　CT 重建可全面显示本病，MPR 矢状位很重要，可显示枕骨斜坡形态、齿突位置、延髓和脊髓受压程度。

二、先天性颈椎融合畸形

【病例】　患儿，男，5 岁，发现颈部歪斜 4 年余（图 6-2）。

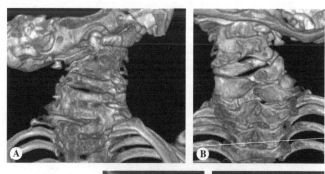

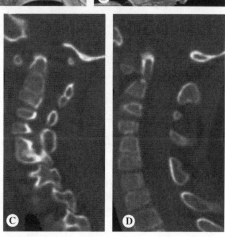

图 6-2　先天性颈椎融合畸形
A、B. CT 三维重建正位图、背侧位图（扫封底二维码见彩图）显示颈椎及上胸椎弯曲，多发椎体及附件畸形，椎间隙变窄 – 骨性融合；C、D. 多平面重组显示颅底及寰椎略下沉，枢椎齿突达枕骨髁间水平，寰椎后环不连续

【临床概述】　先天性颈椎融合畸形又称 Klippel-Feil 综合征（KFS），是指以 2 个以上颈椎融合为特征的先天性脊柱发育异常，常伴发其他先天畸形。病因：胚胎 3～8 周时分节不良。短颈畸形可伴有先天性肩胛畸形、高肩胛症，可能与两者在胚胎发育时有短暂关联有关。临床表现为短颈、活动受限、发际低。此畸形分为 3 组：①多节颈椎和上胸椎椎体融合；② 1～2 个颈椎融合，同时伴有寰枕融合和半椎体；③颈椎融合并发下胸椎或上腰椎融合。

【CT 表现】　本病可有两个或更多椎体相互融合。椎体数目少，椎体小，椎间隙消失，附件可有发育不全、缺如或不同程度融合，椎间孔大小不等。脊柱短缩，融合处变细。生理前凸消失、变直，或呈反向弯曲。常见伴发畸形有胸椎半椎体、脊柱裂、高肩胛症。有时合并寰枕融合、颅底陷入、Chiari 畸形等。

【鉴别诊断】　本畸形应注意与脊柱结核所致椎体畸形及椎间隙变窄相鉴别，本病椎体畸形多发，伴附件畸形。

【重点提醒】　CT 三维重建可显示整体结构特点，应注意椎管及椎间孔有无变窄。

三、脊柱侧弯

【病例】　患儿，女，8 岁，后背弯曲（图 6-3）。

【临床概述】　脊柱侧弯是一段或几段偏离脊柱纵轴形成弯曲并发旋转。脊柱侧弯根据病因分为以下几类：①特发性脊柱侧弯，占 70%，病因不清，可能为显性遗传。分为：婴儿型，多见于胸段左侧弯，男孩多见；青少年型，胸段右凸、腰段左凸多见，女孩多见，常于 5～6 岁出现症状，11～12 岁及青春期加重，除椎体弯曲外，无椎体、附件及其他系统畸形。②先天性脊柱侧弯，均有脊柱发育畸形，如半椎体、脊柱分节、椎管闭合异常。③神经肌肉性脊柱侧弯，见于脊髓灰质炎、脑瘫等，可继发脊柱弯曲。④神经纤维瘤病所致脊柱弯曲。⑤其他包括马方综合征、唐氏综合征、成

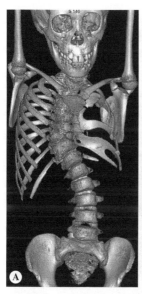 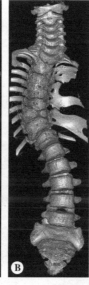 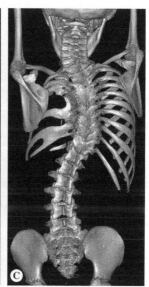

图 6-3　脊柱侧弯

全脊柱三维重建正位观（A）、去除肋骨胸骨后的脊柱正位片（B）、脊柱背侧观（C）显示脊柱以 T_9 为中心右凸侧弯，颈椎 7 节，无明显畸形，颈椎椎体序列好，$T_1 \sim T_{11}$ 胸椎多发畸形，裂椎，半椎体，椎间隙窄，椎体多发不规则融合，椎板不规则融合。肋骨多发畸形（扫封底二维码见彩图）

骨不全、骨软骨发育畸形、创伤、感染、类风湿病等所致脊柱弯曲。临床表现取决于侧弯部位、程度和病因。侧弯严重者除外观畸形、侏儒外，还可影响心、肺、消化系统功能。先天性侧弯因伴发脊柱、脊髓畸形引起相应症状。

【CT 表现】

（1）特发性脊柱侧弯多发生在下胸或胸腰段，可凸向左侧或右侧。其凹侧椎体因压力增加会影响骨质发育而变扁，凸侧椎体相对较厚，整个椎体呈楔形变。椎间隙也因受压变狭窄，凸侧则相应增宽。

（2）先天性脊柱侧弯常伴椎体发育畸形，如半椎体、椎体与椎板融合及椎管闭合不全，包括脊髓畸形，如脊髓纵裂、脊膜膨出等。

发生在胸段者常合并多发肋骨畸形。

（3）神经纤维瘤病脊柱呈角状侧弯，肋骨变细，下缘呈波浪形，椎间孔扩大等。

【鉴别诊断】 注意椎体及附件有无畸形，以及有无其他原发症表现，鉴别各型脊柱侧弯。

【重点提醒】 特发性脊柱侧弯需要排除其他系统畸形，单独依靠脊柱 CT 不能诊断。

四、尾部退化综合征

【病例】 患儿，女，6 岁，脊柱侧弯（图6-4）。

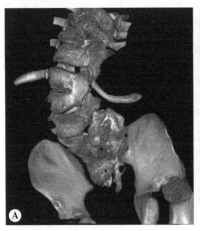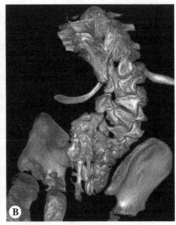

图6-4 尾部退化综合征

腰骶椎三维重建正位观（A）、背侧观（B）显示骶椎短小，骶椎椎体小并多发裂椎，结构紊乱，双侧骶椎横突发育差。胸腰椎多发椎体、附件畸形并畸形融合，多发椎板裂。双侧骶髂关节面畸形，左侧髋关节半脱位（扫封底二维码见彩图）

【临床概述】 尾部退化综合征亦称骶尾退化综合征或骶尾发育不良综合征，包括一组骶尾椎及相应部位脊髓畸形。其是一种罕见的先天性畸形，病因主要是胚胎发育 28 天前脊索复合体在成熟过程中发生中断，以致胎儿骶尾部的脊髓及脊椎发育障碍。糖尿病父母的子女本病发病率高。临床表现取决于脊柱受累程度、范围及神经改变，可基本正常或有骨盆倾斜、步态异常、髋脱位、大小便失禁或弓形足等。常并发泌尿、生殖和胃肠系统畸形，部分病例以此为首发症状。

【CT 表现】　CT 表现为骶尾椎发育不全或缺如，向头端可累及腰、胸椎，最高可达 T_9 水平。单纯尾骨缺如表现最轻。骶骨半侧不发育常继发患侧髂骨上移及髋关节异常。次全骶骨不生成者，双侧髂骨与 S_1 构成关节。全部骶骨未生成者，髂骨与最低的一个腰椎形成关节，有时双侧髂骨间形成关节。可伴有髋脱位。下肢骨骼的数目可由正常至完全未生成，其他伴发畸形有脊柱裂、半椎体、异常骨块、椎体发育不全、脊柱侧弯后凸、椎管狭窄等。

【鉴别诊断】　注意有无肿瘤或其他疾病引起的继发改变。

【重点提醒】　注意观察周围有无肿瘤压迫或神经纤维瘤病所致椎体畸形可能。

五、椎弓峡部裂

【病例】　患儿，女，8 岁，跛行，左下肢疼痛 8 月余（图 6-5）。

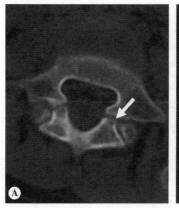
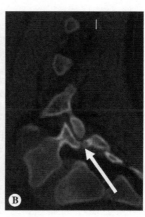

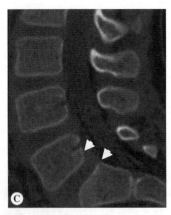

图 6-5　椎弓峡部裂

A. 显示 L_5 双侧椎弓峡部骨质不连续，可见"裂隙征"，边缘可见硬化边（白箭）；B. 多平面重组矢状位显示椎弓峡部不连续（白箭）；C. 显示腰椎前突曲度增大，L_5 椎体相对于 S_1 椎体轻度前移（短白箭）

【临床概述】　椎弓峡部存在裂隙称为椎弓峡部裂，若引起椎体向前移位，呈脊椎滑脱。病因尚不清楚，多数认为是先天发育缺陷和创伤所致，外伤多为诱因。好发于腰骶交界处。多见于 L_5。本病儿童发病率低，多累及双侧。临床可无症状，亦可引起下腰部疼痛和下肢根性疼痛。

【CT 表现】　椎弓峡部可见"裂隙征"，表现为峡部骨质不连续，断面多呈锯齿状，边缘可见骨质硬化，周围可见骨碎片，形似肥大小关节，可致椎管狭窄，硬膜囊受压。若引起椎体向前移位呈脊椎滑脱时，可见横突和上关节突随椎体前移。矢状位是观察和评估脊椎滑脱程度的最佳位置。Meyerding 测量法将脊椎滑脱分为 4 度。L_5 矢状位后缘向前滑动超过骶椎上面 1/4 为 Ⅰ 度，超过 1/2 为 Ⅱ 度，以此类推。

【鉴别诊断】　本病需与椎弓骨折鉴别，两者均可有外伤史，椎弓峡部骨质不连续，但本病断面多呈锯齿状，边缘可见骨质硬化。

【重点提醒】 椎弓峡部 "裂隙征" 为本病特征性表现，同时需评价有无脊柱滑脱。

六、脊椎骨折与脱位

【病例】 患儿，男，12 岁，外伤后颈部疼痛、活动受限（图 6-6）。

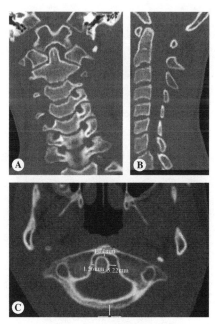

图 6-6 寰枢椎脱位

A. 多平面重组冠状位显示颈椎右斜；B. 矢状位显示生理曲度变直；C. 轴位显示寰椎左移、后移，枢椎齿突距左侧块间距约 5.22mm，距右侧块约 1.56mm，距前结节约 1.74mm

【临床概述】

（1）脊椎骨折：多见于纵向作用力的外伤，如坠楼伤。

（2）脊椎脱位：多见于颈椎和腰骶关节，儿童最常发生于颈椎寰枢关节，多因轻微外伤或颈、咽部炎症引起，可能与儿童韧带松弛、发育欠佳或寰枢关节不稳定等因素有关。临床表现为局部疼痛、斜颈、头颈部活动障碍。儿童单纯性胸腰椎脱位较少见，多伴有椎体、椎板及附件骨折。

（3）骶尾椎脱位：多因跌倒时臀部着地或骶尾部撞击于硬物上，造成骶尾骨骨折或尾骨向前脱位。

【CT 表现】

（1）脊椎骨折：多表现为压缩骨折，椎体变扁、楔形变，椎体内可见横行致密线，为椎体嵌插骨折。可合并椎管内出血，表现为硬膜外纵行等、高密度条带影，多位于椎体后缘。

（2）寰枢关节半脱位：多数为寰椎向前脱位，寰椎前结节与齿突间隙增宽超过 4mm，或于矢状面观察呈 "V" 形（正常不超过 17°），提示韧带损伤；寰椎后结节前缘与下方诸颈椎棘突前缘的弧线失去连续性，多见于脱位较明显病例。后纵韧带受累时，寰椎后弓与枢椎棘突分离。

（3）寰枢关节左右方向脱位：齿突与寰椎两侧块内缘间距不等宽，差值大于 2 ～ 3mm。

（4）寰枢关节旋转性半脱位：寰齿间隙增宽或寰椎两侧块间距不等宽，可见 C_1 ～ C_2 间旋转。

（5）骶尾椎脱位：矢状位显示骶尾骨曲度不连续，甚至成角畸形。尾骨前移，骶尾关节间隙增宽。由于骶尾椎正常变异较大，需密切结合临床。

【鉴别诊断】 根据外伤史，本病易于诊断，但需与脊柱畸形所致关节间隙不对称鉴别，注意观察椎体有无畸形。

【重点提醒】 脊柱骨折时需注意椎管内有无出血。

（霍爱华）

第三节　四肢及其他骨骼系统疾病

一、骨样骨瘤

【病例】　患儿，男，6 岁，右腿间断疼痛 1 年，双髋活动疼痛（图 6-7）。

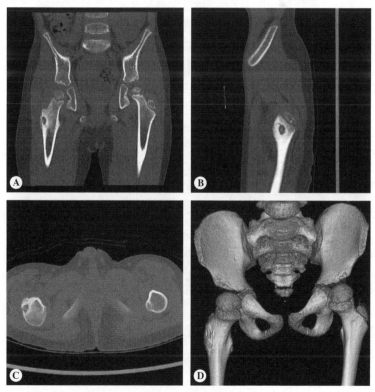

图 6-7　骨样骨瘤

A ～ C. CT 多平面重组冠状位、矢状位、轴位显示右侧股骨大转子水平骨质内可见低密度瘤巢及周围高密度硬化环，瘤巢中央可见骨化及不规则钙化影，周围骨皮质增密；D. 三维重建显示股骨近段呈膨胀性改变（扫封底二维码见彩图）

【临床概述】　骨样骨瘤临床少见，病因不明，病理改变为含血管丰富的结缔组织基质中有不同程度骨样组织及骨小梁，特点是病变中有一瘤巢，瘤组织周围有骨硬化。本病多见于儿童，偶见于婴儿。好发于长骨骨干，以胫骨、股骨最常见。发病缓慢，主要表现为疼痛及压痛，可有局部软组织肿胀、跛行及肢体活动障碍，脊柱受累时可有脊柱及神经根疼痛症状。

【CT 表现】　病变表现为低密度瘤巢及周围高密度硬化环，瘤巢中央可见骨化及不规则钙化影，瘤巢与周围硬化环间可有透亮区。在患儿病变区骨干可见层状骨膜增生影，若瘤巢位于手足短骨则骨硬化范围较小，骨皮质侵蚀常有膨胀性改变。

【鉴别诊断】　本病主要需与单发性内生软骨瘤、慢性骨皮质脓肿及硬化性骨髓炎鉴别。

（1）单发性内生软骨瘤：囊状透亮区内常可见环状钙化影，周围无骨质硬化现象。

（2）慢性骨皮质脓肿：有红、肿、热、痛炎症表现，X 线片上骨膜增生少见，透亮区内无钙化或骨化。

（3）硬化性骨髓炎：骨硬化较本病广泛，且无局限性瘤巢。

【重点提醒】　低密度瘤巢、瘤巢中央骨化及不规则钙化影、瘤巢周围高密度硬化环构成本病特征 CT 表现。

二、骨母细胞瘤

【病例】　患儿，男，7 岁，脊柱侧弯（图 6-8）。

【临床概述】　骨母细胞瘤又名成骨细胞瘤，临床较少见，约占原发骨肿瘤的 1%，大多数是良性肿瘤，少数呈侵袭性生长。好发年龄为 10 ～ 30 岁，男性患者稍多，可发生于任何骨骼，最常见于脊椎附件，其次为四肢长骨。临床表现有局部疼痛，疼痛较轻，脊椎病变者可伴有肌肉痉挛、侧弯改变等，如压迫脊髓可引起颈胸背部疼痛和下肢麻木、乏力等。

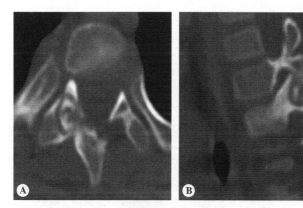

图 6-8 骨母细胞瘤

CT 轴位（A）、多平面重组矢状位（B）显示 T_3 右侧椎弓内一类圆形占位性病变，呈膨胀性改变，其内可见不规则钙化及骨化影，周围椎体及椎板轻度骨质硬化

【CT 表现】 本病呈不同程度膨胀性骨质破坏，呈类圆形或不规则形，瘤内常有斑点、条片或不定形钙化和骨化影，周边壳状骨硬化缘，部分或完全环绕骨病变。

【鉴别诊断】

（1）骨样骨瘤：多有夜间疼痛，服用水杨酸制剂可缓解，骨母细胞瘤可导致局部钝痛或无明显临床症状。两者的主要区别在于病变的大小和生长方式，骨母细胞瘤直径＞1cm。当骨皮质破坏并出现骨外肿块时，不管病灶大小如何均应考虑骨母细胞瘤。

（2）骨巨细胞瘤：好发于 20 ～ 40 岁，长骨骨端多见，膨胀性偏心性生长，骨破坏一般延至关节软骨下骨质，瘤内一般无钙化骨化灶。

（3）骨肉瘤：发病年龄小，骨破坏更明显，常向周围正常骨浸润，多有软组织肿块和骨膜反应。侵袭性骨母细胞瘤较少侵及邻近骨及软组织，在侵及软组织时周围常出现骨壳。

【重点提醒】 本病在影像学上有一定特点，而对于成骨性钙化及周围骨壳形成的、区别于其他骨肿瘤的较特异征象，CT 有较高的密度分辨率，是诊断本病最重要的影像学检查方法。

三、纤维性骨皮质缺损

【病例】　患儿，女，4 岁，右大腿间断疼痛 4 个月（图 6-9）。

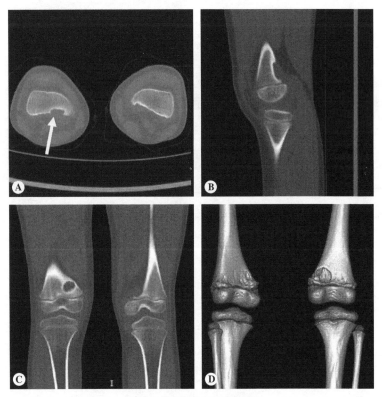

图 6-9　纤维性骨皮质缺损

CT 轴位（A）、多平面重组矢状位（B）、冠状位（C）、三维重建（D）显示右侧股骨远侧干骺端背内侧类椭圆形骨皮质破坏凹陷（白箭），内缘不规整，边缘硬化，骨皮质连续（扫封底二维码见彩图 D）

【临床概述】　　纤维性骨皮质缺损，又称良性骨皮质缺损，常有家族发病史。干骺端囊状缺损是因局部骨膜化骨障碍所致，囊状缺损内为胶原结缔组织所充填，其间有巨细胞和类脂质，病变组织被硬化骨组织所包围。本病好发于男性，发病年龄多在 4～8 岁，15 岁以后少见，成人期见到的病变均为儿童时期病变的延续。一般无临床症状或有间断性局部钝性疼痛，可并发病理性骨折。

【CT 表现】　　本病好发于干骺端肌腱或韧带附着的部位。多见于股骨远端、胫骨近端及腓骨两端。CT 表现为干骺端内、外或后侧骨皮质内呈偏心性圆形、椭圆形、三角形或不规则骨破坏低密度区，其内有间隔或泡沫状、点状或小片状高密度影，病变外围有硬化边缘，一般无骨膜反应。在不同的时间内，病灶逐渐骨化修复，病变缩小，密度增高，致密硬化，最后由正常骨质所代替，恢复正常，长期未能修复者病变可侵入骨髓腔，转变为非骨化性纤维瘤。

【鉴别诊断】　　本病需与干骺端结核、单骨性纤维结构不良、骨囊肿鉴别。

（1）干骺端结核：病变位于骨松质内而非骨皮质，边缘硬化不明显，病灶内有砂粒样小死骨。

（2）单骨性纤维结构不良：呈膨胀性囊状密度减低区，边缘硬化，骨皮质菲薄，外缘光滑，内缘稍毛糙，骨干常增粗、增厚。病变大部分位于髓腔内。

（3）骨囊肿：多位于骨髓腔中央呈向心性生长，膨胀性较本病明显，界限明确，病变密度较低，周围硬化不明显。

【重点提醒】　　CT 扫描显示本病骨破坏好发于长骨干骺端骨皮质内，病变周围硬化，一般无骨膜反应，可逐渐骨化修复恢复正常为本病特征性表现。

四、骨骺损伤

【病例一】　　患儿，男，8 岁，右肘外伤（图 6-10）。

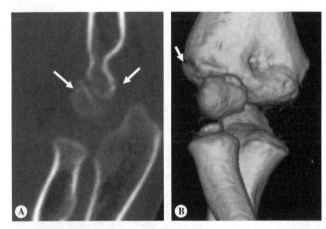

图 6-10　肘关节骨折

CT 多平面重组矢状位（A）、三维重建正位观（B）肱骨远端外侧髁骨折，骨折线（白箭）向前下延伸跨越骺板累及肱骨小头。诊断为骨骺损伤（Salter Ⅳ型）（扫封底二维码见彩图 B）

【病例二】　患儿，男，12 岁，左踝扭伤（图 6-11）。

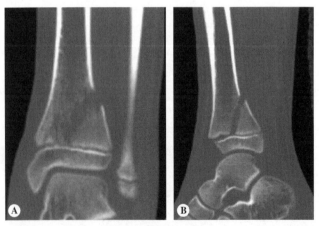

图 6-11　踝关节骨折

CT 显示胫骨远端干骺端骨折，累及骺板，骺板增宽，并向后移位。诊断为骨骺损伤（Salter Ⅱ型）

【临床概述】　骨骺损伤指干、骺愈合之前骨骺部发生的创伤，包括骨骺、骺板、骺板周围环（Ranvier 区）及干骺端的损伤。是儿童常见的骨损伤，占儿童长骨骨折的 6%～30%，主要是因为骨骺软骨结构力学强度较弱（关节部韧带和关节囊的机械强度比骺板大 2～5 倍）。骺软骨 X 线片不显影，骨折诊断有时较困难，临床易误诊、漏诊，对预后估计不足。骺软骨板具骨骼生长功能，骺板损伤可引起骨骺早闭，影响骨骼生长发育，导致损伤部位成角与骨短缩。

【CT 表现】　骨骺损伤分为七型，由 Salter-Harris 提出（Ⅰ～Ⅴ型）、Rang（Ⅵ型）和 Ogden（Ⅶ型）扩充：Ⅰ型，骨骺分离（骺板骨折），骨折线仅穿越骺板软骨，表现为骺板增宽、无干骺端骨折线，易漏诊，可加照健侧对比观察；Ⅱ型，骨骺分离＋干骺端骨折，骨折线穿过骺板再向干骺端延伸，此型最常见，表现为干骺端三角形骨片，也称角征，骨片常与骺板一起移位；Ⅲ型，骨骺分离＋骨骺骨折，骨折线由关节面呈纵行裂隙穿过骺板肥大细胞层，然后沿骺板到周围，表现为骨骺部分骨折、分离，可见骨折线及部分骨骺移位；Ⅳ型，骨骺分离＋干骺端骨折＋骨骺骨折，骨折线自干骺端穿过骺板进入骨骺，累及关节面，表现为由部分干骺端和部分骨骺组成的骨片，骨片可分离或移位；Ⅴ型，骺板压缩骨折，罕见，与健侧对比可见骺板间隙变窄；Ⅵ型，骨骺边缘软骨环缺失，骺板边缘切割伤导致的软骨环（Ranvier）缺失，多合并皮肤软组织损伤，可形成骨桥和成角畸形；Ⅶ型，骨骺内的骨折，这种骨折常因撕脱的软骨 X 线不显影而误诊为软组织损伤。

【鉴别诊断】

（1）Ⅰ型骨骺分离无移位和Ⅴ型骺板压缩骨折，CT 诊断较困难，此时加照对侧对比，可协助明确诊断。

（2）Ⅲ型、Ⅳ型、Ⅶ型骨骺骨折在骨化中心出现之前 CT 诊断较困难，需进一步行 MR 检查明确诊断。

【重点提醒】　首先需要仔细观察有无骺板骨折，其次需要分辨Ⅰ型和Ⅴ型骨折，必要时加照对侧 CT 协助诊断。

五、骶髂关节炎

【病例】　患儿，女，10 岁，跛行、关节肿痛 1 年余，髋关节疼痛，左侧 4 字征阳性（图 6-12）。

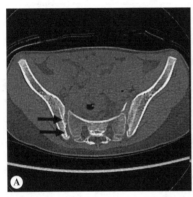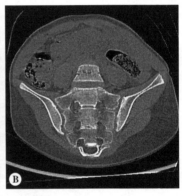

图 6-12　骶髂关节炎

CT 轴位（A）、多平面重组冠状位（B）显示双侧骶髂关节髂骨面骨质破坏凹凸不平（黑箭），边缘硬化且光整，关节间隙变窄

【临床概述】　大多数骶髂关节炎并不是单独的某一种疾病，而是由其他病因引起的，儿童常见幼年强直性脊柱炎和风湿性关节炎。幼年强直性脊柱炎患儿以男性多见，多出现双侧骶髂关节炎，双侧病变程度可不同。类风湿关节炎以女性多见，骶髂关节炎程度相对强直性脊柱炎轻。骶髂关节炎以疼痛和活动受限为主要临床表现。

【CT 表现】　骶髂关节边缘模糊、骨皮质侵蚀，伴有硬化改变，主要发生于骶髂关节的髂骨面，随着累及关节软骨和骨质破坏的加重，出现囊状及不规则骨质凹陷，且不光整，关节间隙增宽或宽窄不一，病情进展可致关节间隙狭窄，至完全消失（关节完全融合）。

【鉴别诊断】　本病影像学表现具有特异性，其病因分析结合相关检查可协助诊断。

【重点提醒】　本病在 CT 上关节面的光整度、骨质破坏程度及伴随的硬化改变、关节间隙的增宽或变窄对诊断和程度分析具有重要意义。

（霍爱华　张祺丰）